Midena bei
Knaur

Prof. Dr. Hans Bloss
Christopher Bloss
Iris Mahler

Home Fitness

- **Die besten Workouts mit Heimtrainer, Hanteln und Co.**
- **Power-Kombination aus Kraft- und Ausdauertraining**

Inhalt

Mach mal Pause, tank Fitness

Ein Nachmittag im Januar 2002. Ich sitze vor dem Laptop und arbeite am Text für dieses Buch. Ein anstrengender Tag liegt hinter mir, und es fällt mir schwer, mich zu konzentrieren. Manchmal schreibt man ganz inspiriert, flüssig und leicht, nicht aber heute. Aus Erfahrung mit solchen Situationen beschließe ich, statt mich weiter abzuquälen, eine Pause einzulegen, mich zu regenerieren und aufzutanken. Aber nicht mit irgendeiner Pause, sondern mit einer Fitness-Pause.

Ich ziehe meine Sportkleidung an, begebe mich auf die Terrasse, hole das mit einer Plane abgedeckte Laufband hervor und beginne mein Fitnesstraining. Um mich aufzuwärmen, mache ich zu Beginn einige Dehnübungen und gehe anschließend mit gemächlichem Tempo ein paar Minuten auf dem Laufband. Anfangs ist es immer etwas mühsam: Ich muss mich eingehen, um den Kreislauf in Schwung zu bringen, dann das Tempo beschleunigen, bis ich meinen optimalen Belastungsbereich von 118 bis 135 Herzschlägen pro Minute erreicht habe, der mir von meiner Pulsuhr angezeigt wird. Dieses Tempo versuche ich in etwa beizubehalten. Tief lasse ich die frische, sauerstoffreiche Luft in meine Lungen einströmen. Ein gelegentlicher Blick auf meine Pulsuhr sagt mir, ob ich ein wenig langsamer oder schneller laufen muss, um in dem für mich optimalen Belastungsbereich zu bleiben. Während ich so dahintrainiere, bestätigt mir mein Gefühl die Informationen der Pulsuhr. Ich strenge mich zwar an, fühle mich dabei aber wohl und kann mich sogar entspannen.

Nach dem Winter der vergangenen Tage und Wochen ist der Schnee im Garten mittlerweile völlig weggeschmolzen. Mit sieben Grad Celsius ist es auch wärmer geworden, sodass das Training an der frischen Luft richtig gut tut. Warm eingepackt komme ich bald ins Schwitzen, fühle mich aber nicht überlastet. Ich genieße den Bewegungsablauf, schließe dabei ab und zu die Augen, und auf einmal sind die Probleme und Gedanken des Tages wie weggeflogen. Ich sehe, wie die Dämmerung einsetzt und der Lichtschein aus dem Wohnzimmer herausfällt. Während sich mein Geist entspannt, spüre ich, wie mein Körper von Blut und Sauerstoff durchflutet wird und sich wieder auflädt. Nach einer halben Stunde beende ich mein Fitnesstraining. Zum Ausklang des

Trainings gehe ich noch ein paar Minuten langsamer, anschließend mache ich wiederum einige Stretchingübungen. Dann verstaue ich das Fitnessgerät wieder. Nachdem ich geduscht, mich angezogen und einige Minuten geruht habe, fühle ich mich »wie neu geboren«.

Jetzt habe ich auch wieder richtig Lust, noch ein paar Stunden zu schreiben. Müdigkeit und Unkonzentriertheit sind verschwunden und ich fühle mich trotz oder besser gesagt wegen der körperlichen Anstrengung ausgeruht und erholt. Geist und Phantasie sind hellwach.

Geht es Ihnen nicht auch öfter so, dass nichts mehr richtig klappt – im Beruf, beim Lernen, in der Familie, bei der Hausarbeit, in der Freizeit? Dann sollten Sie eine Fitness-Pause einlegen und neue Kraft für Körper, Seele und Geist tanken!
Wie das geht, wollen wir Ihnen in diesem Buch zeigen.

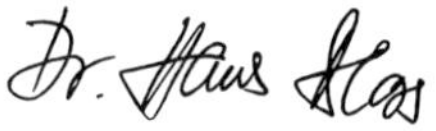

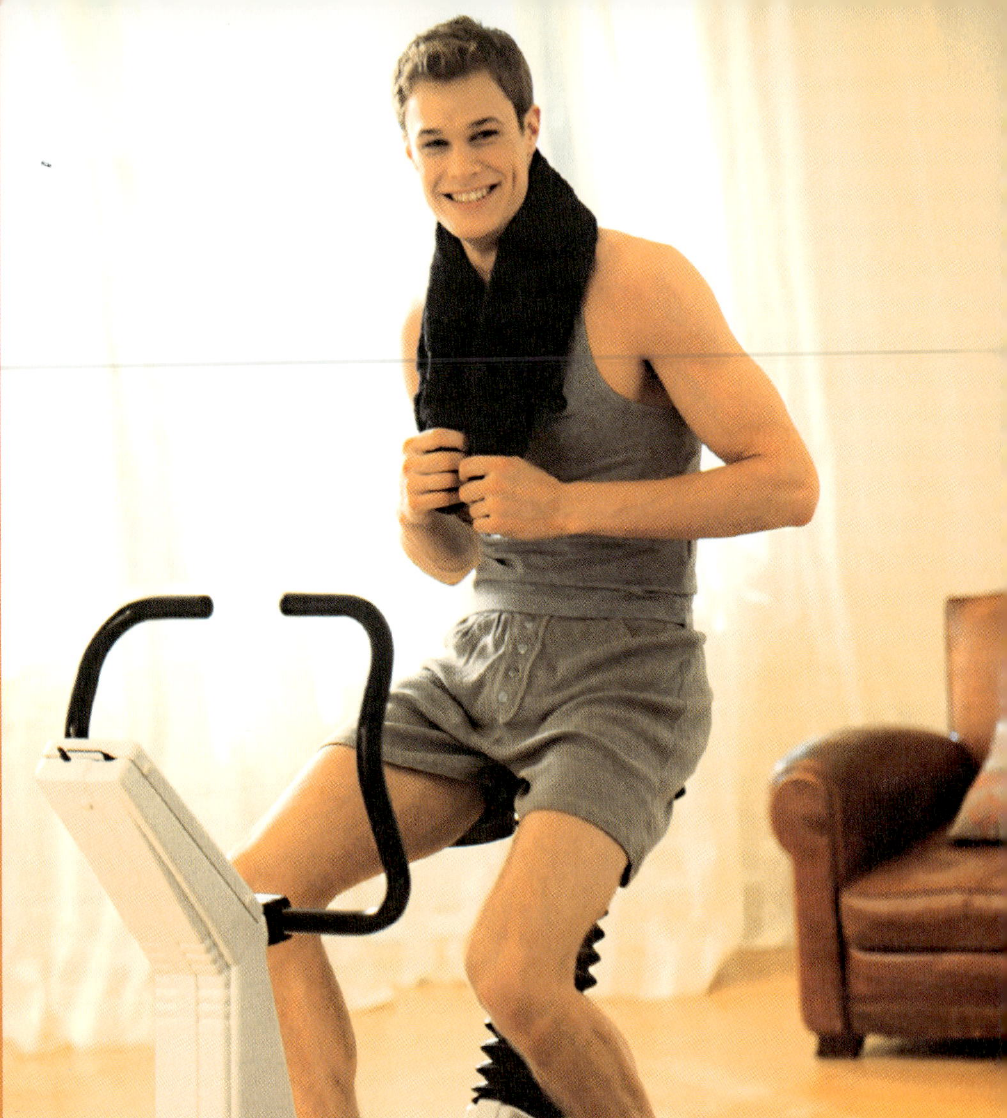

Die richtige Entscheidung

Home Fitness

Die mentale Vorbereitung auf Wettkämpfe ist für Sportler immens wichtig, und auch Sie als angehender oder bereits praktizierender Heimsportler sollten sich mental auf Ihr Ziel einstimmen. Dieses Kapitel bündelt die zahlreichen Vorzüge des Heimtrainings für Sie und knackt die wichtigsten Vorurteile. Damit Sie von Anfang an alles richtig machen, folgt ein kurzer Abschnitt mit den entscheidenden Grundregeln des Heimtrainings.

Das eigene Heim als Aktivraum

Zum Heimtraining gibt es nur wenige Publikationen. Der Outdoorsport hingegen wird sehr umfangreich abgedeckt. Dabei verbringen wir die meiste Zeit zu Hause – in der Wohnung, im Haus, auf dem Balkon oder der Terrasse, im Garten. Zum Teil findet auch unser Berufs- und Arbeitsleben zu Hause statt. »My home is my castle« sagen sich die Engländer zu Recht. Da möchte jeder tun und lassen, was er will, sich wohlfühlen, abschalten, ausspannen, ganz Mensch sein. Und nur das machen, was wirklich Spaß macht, was den eigenen Wünschen und Sehnsüchten gerecht wird. Wir wissen aus vielen Umfragen, dass die Menschen die Welt »draußen« eher als etwas Unbestimmtes, Fremdes ansehen, über das man oft nicht verfügen kann, dem man sich unterwerfen muss, während man zu Hause souverän und eigenständig selbst bestimmen darf.

Gestalten Sie Ihren ganz persönlichen Sportbereich!

Hand aufs Herz, ist es wirklich so, dass Sie daheim vor allem nur das tun, was Ihren wirklichen Interessen entspricht? Werden Sie nicht auch zu Hause von Zwängen bestimmt, die von außen kommen, ohne dass Sie es merken? Tatsache ist, dass die meisten Menschen heutzutage, wenn sie zu Hause sind, dem passiven Konsum von Fernsehen und anderen elektronischen Medien (PC, Video, Internet) unterliegen. Dabei wollen sie dies angeblich gar nicht wirklich, wie ein genaueres Nachfragen bei Interviews oft zeigt. Sich unterhalten, Lesen, Musik hören, nützliche Haushaltsarbeiten machen, das wünschen sich die meisten Menschen. Tatsache aber ist, dass die Passivität zu Hause immer mehr zunimmt, und das von Kindesbeinen an. Von den vielen Fs unseres passiven, bewegungslosen Sitz-Lebens findet die Mehrzahl zu Hause statt: Frühstück, Fahrstuhl, Fließband, Feierabend, Faulenzen, Fernsehen, Flaschenbier, Filterzigaretten. Um diesen Teufelskreis zu durchbrechen, ist zu Hause Fitness angesagt! Richten Sie sich dafür einen Bereich ein, in dem Sie sportlich aktiv werden können, wie und wann immer Sie möchten. Viele der negativen Fs werden ganz bescheiden an den Rand treten, wenn Sie dafür sorgen, dass das gesunde F der Fitness einen schön ausgestatteten Platz in Ihrem Heim erhält. Werden Sie also aktiv und verschaffen Sie sich einen Freiraum für Bewegung. Das wird Ihnen Freude bereiten und rundum gut tun.

Ihr Fitnesstraining sollten Sie im Sommer auch bei erhöhten Ozonwerten weiterführen, denn Regelmäßigkeit ist Trumpf, aber nicht draußen, sondern in geschlossenen Räumen auf einem Heimtrainer.

Die fünf wichtigsten Gründe für ein Home Fitnesstraining

Wenn Sie neue gute Gewohnheiten aufnehmen und Ihren Körper in Bewegung setzen wollen, muss die Motivation stimmen. Versorgen Sie sich deshalb ausgiebig mit motivierenden Informationen. Das wird Ihnen helfen, Ihr Vorhaben Home Fitness in die Tat umzusetzen und auch in schweren Zeiten nicht aufzugeben. Für Home Fitness spricht so viel, dass wir hier nur einige wichtige Gründe anführen können. Ergänzen Sie diese Liste aber ruhig mit weiteren motivierenden Pluspunkten, die Ihnen einfallen. Schreiben Sie diese am besten für sich auf.

Fitness bei jedem Wetter, bei jeder Jahres- und Tageszeit

Es ist erwiesen, dass die Regelmäßigkeit eines Körpertrainings entscheidend für seine gesundheitsfördernde Wirkung ist. In unseren Breiten können Sie diese Regelmäßigkeit aber nur sicher stellen, wenn Sie die Möglichkeit haben, zu Hause zu trainieren.

Ist die Wetterlage extrem, sollten Sie auf ein Outdoortraining verzichten. Bei hoher Luftfeuchtigkeit und großer Hitze besteht die Gefahr von einem Kollaps oder Hitzschlag. Auch dichter Nebel, starker Regen und große Kälte eignen sich nicht für ein Outdoortraining. Ist es zu kalt und/oder nass, kommt es leicht zur Unterkühlung der Muskulatur und damit erhöhter Verletzungsgefahr. Atmet man zu kalte Luft ein, kann dies die Atemwege schädigen. Menschen mit Herz-Kreislauf-Schwäche sollten bei schnellen Luftdruckschwankungen, etwa bei Föhnlagen oder kurz vor Gewittern, nicht im Freien Sport treiben. Auch bei Ozonwerten über 110 Mikrogramm/cbmg sollte Ausdauersport im Freien vermieden werden. Alle diese witterungsbedingten Hindernisse werden ein Fitnesstraining in den eigenen vier Wänden aber nicht beeinflussen.

Ein Outdoor-Fitnesstraining kann mit allem Drumherum, An- und Abfahrten, Umziehen sowie Duschen gut und gerne zwei bis drei Stunden in Anspruch nehmen und über diese Zeit verfügt nicht jeder.

Allergiegeplagten Menschen, für die eine Stärkung des Immunsystems durch körperliche Fitness erwiesenermaßen positiv ist, bietet Home Fitness eine fantastische Möglichkeit, auch in den pollenträchtigen Monaten Sport zu treiben. Das Fenster sollte dabei allerdings geschlossen bleiben.

Viele Sportverletzungen könnten vermieden werden, wenn das Sporttraining öfter einmal von draußen nach drinnen auf ein Home Fitnessgerät verlegt werden würde. Auch wenn das Joggen im Schnee besonders schön sein kann, das Risiko, auf einer eisigen Fläche auszurutschen und sich eine Zerrung oder einen Bänderriss zu holen, ist einfach zu groß.

Maßgeschneidert für Ihr Zeitbudget und Ihren Bio-Rhythmus

Sie haben es sicherlich schon selbst bemerkt: Je nach Tageszeit ist Ihr Bio-Rhythmus und damit Ihre allgemeine Leistungsbereitschaft und Leistungsfähigkeit unterschiedlich. Auch Ihre sportliche Leistungsfähigkeit unterliegt tageszeitlichen Schwankungen. Darüber hinaus gibt der Berufsalltag häufig einen bestimmten Zeitrahmen vor: Morgens muss es schnell gehen und wenn Sie abends geschafft nach Hause kommen, sind Sie erst einmal hungrig und wollen sich ausruhen und entspannen. Andererseits wäre es oft gerade dann sinnvoll, gleich nach draußen zu gehen, um Sport zu treiben – möglicherweise ist es noch hell und Temperatur und Wetter stimmen.

Dieses Dilemma kann einem die Freude am Sport nehmen. Wenn Sie dann aber unter Druck Sport treiben, nur damit das Programm eingehalten wird, ist das weder für den Körper noch für die Seele gut. Angesichts dieser Bedingungen wird verständlich, dass »Hab' keine Zeit für Sport und Fitness« das Hauptargument bei Umfragen für das Fehlen regelmäßiger sportlicher Aktivitäten ist. Mit einem Heimtraining hingegen können Sie flexibel auf Ihre individuellen Möglichkeiten und Ihren Bio-Rhythmus reagieren, sodass das Fitnesstraining Spaß macht und nicht zum Stress wird.

Wenn Sie Sport meditativ betreiben möchten, spricht vieles für ein Heimtraining, denn nur im geschützten Rahmen Ihres Zuhauses ist es möglich, die Aufmerksamkeit von der Außenwelt abzuziehen.

Sport, Bewegung & Fitness ohne Publikum

In aller Öffentlichkeit Sport auszuüben, ist nicht jederfraus/jedermanns Sache. Vor allem Anfänger oder auch dickere Menschen haben manchmal Hemmungen, in einem Stadtpark, einem Verein oder Fitnesscenter Sport zu treiben, da sie sich Zuschauerblicken ausgesetzt fühlen. Das ist verständlich, auch wenn in Wirklichkeit die Mitsportler gegenüber Ungeübten und Unsportlichen meist gar keine Vorurteile haben. Tatsache aber ist, dass in der Sportszene, in den Fitnessstudios, auf den Pisten, in den Freizeitparks, Schwimmbädern und Fitnesszeitschriften die sportgestählten »Bodies« den Ton angeben. Zu Hause auf Ihrem Heimtrainer können Sie selbst bestimmen, wer Ihnen beim Training zuschauen darf. Sie brauchen weder wegen Ihrer Figur noch wegen anfänglicher Ungeschicklichkeit Komplexe zu haben. Darüber hinaus werden Sie, wenn Sie indivualistisch veranlagt sind, ohnehin lieber allein und in einer vertrauten Umgebung Sport treiben.

Sport, Bewegung & Fitness mit dem individuell optimalen Anstrengungsmaß

Das Schöne am Outdoortraining sind die Variationsmöglichkeiten in der Streckenführung. Diese Variationen haben für Anfänger jedoch auch ihre Tücken. Ist es Ihnen nicht selbst schon so ergangen, dass Sie Ihr Jogging- oder Radfahrtempo beibehalten wollten, auch wenn die Strecke anstieg und schwerer wurde, nach dem Motto: Diesen Hügel schaffe ich noch?

Leistungssportler kennen aufgrund jahrelangen Trainings ihre Belastungswerte und -grenzen gut. Nicht so Gesundheitssportler: Aus wissenschaftlichen Untersuchungen wissen wir, dass Gesundheits- und

Fitnesssportler sich entweder unterfordern oder (noch häufiger) sich übernehmen. Hinzu kommt, dass gerade Gesundheits- und Fitnesssportler, die noch unerfahren sind, ihren Organismus nicht gut genug kennen, um ausreichend auf seine Signale zu achten. Und zum Pulsmessen immer wieder anzuhalten, wird beim Radfahren oder Skilanglaufen ja wohl kaum jemand tun.

Beim Training auf einem Heimtrainer ist das anders: Die Belastungsanforderungen können genau programmiert, immer auf das gleiche und individuell optimale Maß eingestellt und exakt kontrolliert werden. Unterforderungen sind ebenso wie Überlastungen, die zu Folgeschäden führen können, sofort auf dem Display zu erkennen. Das Training drinnen ist zwar eventuell monotoner als draußen, dafür aber genau auf das individuelle Leistungsvermögen abstimmbar und damit sicherer. Das Heimtraining eignet sich deshalb besonders gut für Anfänger, Präventions- und Rehabilitationssportler sowie ältere Menschen, aber auch für jeden Fitnesssportler, der »zwischendurch« mal wieder seine eigene Leistungsfähigkeit überprüfen möchten.

Vor allem für Anfänger, wenig Trainierte oder auch Ältere ist das Fitnesstraining zu Hause eine wichtige Alternative, um beim Sporttreiben Verletzungen oder Schäden zu vermeiden.

Sport, Bewegung & Fitness für den ganzen Körper als »Balanced Fitness«

Für das Gesundheits- und Fitnesstraining gibt es leider nur wenige Ganzkörpersportarten, wie z. B. Schwimmen, Rudern und Skilanglaufen. Alle anderen Gesundheitssportarten wie Jogging, Walking, Rad fahren, Wandern, Aerobic oder Krafttraining trainieren schwerpunktmäßig jeweils nur eine bestimmte Fähigkeit, entweder Ausdauer oder Kraft oder Beweglichkeit. Wer also immer nur joggt oder Rad fährt, um Herz und Kreislauf fit zu halten, tut zu wenig für die Stärkung seiner Rücken- oder Bauchmuskulatur oder zur Vorsorge vor Osteoporose. Und wer immer nur seine Kraft trainiert, stärkt zwar seine Körpermuskeln, vernachlässigt aber das Herz-Kreislauf-System und handelt sich vielleicht eines Tages Herz-Probleme ein.

Nur die Ganzkörpersportarten trainieren gleichzeitig, also in einer Trainingseinheit, alle drei wichtigen Fitnesskomponenten: Ausdauer, Kraft und Beweglichkeit.

Wer weder Schwimmen noch Rudern oder Skilanglaufen mag, muss zusätzlich zu seiner Ausdauersportart ein Krafttraining absolvieren oder umgekehrt. Das aber ist oft zeitaufwändig und nicht leicht umzusetzen. Wer hat schon die Selbstdisziplin und die nötige Zeit, zuerst ein häusliches Krafttraining durchzuführen und anschließend eine Ausdauersportart, oder diese Fähigkeiten im täglichen Wechsel zu trainieren? Im Fitnessstudio ist das »Balanced Fitnesstraining« eher möglich. Aber nicht jeder mag in ein Fitnessstudio gehen, außerdem ist oft auch kein geeignetes in der Nähe.

Aus diesem Dilemma hilft ideal das Heimtraining auf einem Ganzkörper-Fitnessgerät, mit dem wirksam und zeitsparend in einer Trainingseinheit alle wichtigen Fitnesskomponenten ganzheitlich trainiert werden können. Die optimale Voraussetzungen für ein »Balanced Fitnesstraining« bieten Crosstrainer, Ellipsentrainer, Climber und Skilanglaufgeräte.

Churchills immer wieder zitierte Begründung für sein hohes Lebensalter: »No sports!« bezog sich auf den oft ungesunden Leistungssport. Der englische Staatsmann hielt sich selber nämlich durchaus mit Gesundheitssport fit.

Die größten Fitness-Vorurteile knacken

Damit Ihr frischer Elan nicht von einem Fitnessverächter durch typische Anti-Fitness-Parolen zunichte gemacht werden kann, haben wir die wichtigsten dieser Sätze näher beleuchtet und widerlegt. Vielleicht können Sie mit den folgenden Informationen ja sogar einen Bewegungsmuffel bekehren. Es täte ihm sicher gut!

»Sport ist Mord« - Beim Sport muss ich mich schinden

Vor allem ehemalige Vereins- oder Leistungssportler hören nach ihrer aktiven Zeit oft abrupt mit Sport und Bewegung auf, weil sie ihre früheren Leistungen nicht mehr erreichen. Wenn man jahre- oder jahrzehntelang den Sport nur mit der einen Motivation und Zielvorstellung betrieben hat, das Höchste aus sich herauszuholen, fällt eine Umstellung zu einem anderen Sportverständnis oft schwer. Die Folge davon ist häufig eine völlige Sportabstinenz, die den berühmten Bierbauch oder bei Frauen das Entstehen von Problemzonen an Hüfte, Bein und Po begünstigt. Wenn früher Aktive mit Freizeit- und Gesundheitssport aber tatsächlich weitermachen, setzen sie häufig ihr altgewohntes Verhalten fort und gehen auch im Fitnesstraining stets bis an ihre Grenzen.

→ **Bei Fitness gilt: Weniger ist mehr**

Dieses für den Fitness- und Gesundheitssport unangebrachte Sportverständnis kann gefährlich sein. Wenn man etwa das Krafttraining übertreibt, kann es leicht zu Muskel-, Sehnen- und Knorpelschädigungen kommen. Übertriebenes Ausdauertraining kann im Extremfall sogar zum plötzlichen Herztod führen. Für das hier zu Grunde gelegte Verständnis von Fitness- und Gesundheitssporttraining, das Sport und Bewegung als einen Bereich auffasst, der uns ein Leben lang begleiten sollte und unsere Lebensqualität erhöht, gilt hingegen: Strengen Sie sich weniger an, als Sie eigentlich könnten.

→ **Das Wohlfühlmaß finden**

Es geht darum, entsprechend Ihrem individuell passenden Anstrengungsmaß Sport zu treiben und nicht darum, durch Fitnesstraining der Beste zu sein! Wer sich weniger anstrengt, fühlt sich nicht nur wohler, sondern baut auch mehr Fett ab (siehe Seite 44 bis 53). Das belegen inzwischen verschiedene wissenschaftliche Untersuchungen. Wie sagte vor einiger Zeit ein Klinikdirektor: »Als Internist glaubte ich die Trainingswirkungen eigentlich zu kennen, aber es ist erstaunlicherweise wirklich so: Ich orientiere mich jetzt an meiner Pulsuhr, jogge langsamer und fühle mich hinterher tatsächlich wohler. Man lernt eben nie aus!« Für dieses Phänomen haben wir bereits 1986 in dem Buch »Bewegung tut not«, den Begriff »sanftes Fitnesstraining« geprägt.

Körperliche Aktivität wie Garten- und Hausarbeit, sonntägliches Radfahren oder Spazierengehen wirkt sich zwar positiv auf die Energiebilanz aus, ist aber nicht annähernd so wertvoll wie regelmäßiger und richtig dosierter Ausdauersport.

In Beruf und Alltag bewege ich mich genug

Bei Veranstaltungen zum Thema Herz-Kreislauf-Krankheiten und Bewegung wird immer wieder vorgebracht, man würde sich doch eigentlich sowieso reichlich bewegen und die regelmäßige Gartenarbeit sowie der Spaziergang mit dem Hund müsse doch wohl ausreichen.

→ **Kein ausreichender Herz-Kreislauf-Schutz**

Aus sportwissenschaftlichen und sportmedizinischen Untersuchungen wissen wir, dass es zwar gut ist, im Alltag und Beruf jede Gelegenheit zu ergreifen, um sich zu bewegen, dass diese Bewegungen als wirksamer Herzinfarkt-Schutz aber nicht ausreichen. Die Zahl der Herzinfarkte könnte durch regelmäßiges und richtiges Fitnesstraining halbiert werden! Wie bei jeder Medizin kommt es aber auch bei der »Bewegungsherzmedizin« auf die richtige Dosierung an.

Richtig ausgeübtes Fitness- und Bewegungstraining ist eine echte »Naturmedizin« ohne Nebenwirkungen. Dass diese Naturmedizin tatsächlich eine Wunderdroge ist, belegen wissenschaftliche Untersuchungen.

→ Für Gelenke, Rücken und Beweglichkeit zu wenig

Die uns im technisierten Alltag abverlangten Bewegungen sind als Trainingsreize für gute Fitness und Herz-Kreislauf-Gesundheit nicht ausreichend. Sowohl für das Ausdauertraining zum Schutz vor Herz-Kreislauf-Krankheiten, das Krafttraining zur Vorsorge gegen Kreuzschmerzen und Gelenkproblemen als auch für das Beweglichkeitstraining zur Förderung und Erhaltung optimaler Gelenkigkeit müssen Sie ein regelmäßiges und richtig dosiertes Fitnesstraining durchführen.

Sport- und Fitnessliebhaber leben auch nicht besser und länger als Bewegungsmuffel

Von Carl Diem, dem Begründer des deutschen Sportabzeichens, stammt der Satz »20 Jahre lang 40 bleiben!« Wer möchte das nicht? Der Sportmediziner Professor Hollmann hat durch wissenschaftliche Studien nachgewiesen, dass sechzigjährige Männer, die über Jahre ein regelmäßiges und richtiges Bewegungstraining ausübten, den Fitnesszustand von vierzigjährigen Sportmuffeln hatten. Sowohl in der Ausdauerfähigkeit und Herz-Kreislauf-Leistung wie auch bei der Muskulatur erreichten sie Werte von vergleichbaren vierzigjährigen Untrainierten!

→ Fitness schützt vor zahlreichen Krankheiten

Dosiertes und regelmäßiges Fitnesstraining als Körper- und Gesundheitspflege – ein Leben lang (auch die Zähne pflegt man bis zum letzten Tag) – schützt vor vielen Krankheiten oder zögert diese hinaus: Herz- und Gehirninfarkt, bestimmte Formen der Krebserkrankungen, Atemwegserkrankungen, Rückenschmerzen, Diabetes, Osteoporose, Arthrose. Es gibt kaum eine Krankheit, bei der richtig ausgeübter Sport nicht hilft! Das ist der Grund dafür, weshalb Fitness- und Bewegungsliebhaber eine höhere Lebensqualität haben, also tatsächlich besser leben und das Leben in seiner gesamten Fülle, in Beruf, Alltag und Freizeit besser meistern und genießen können.

→ Fitte leben länger

Diese Tatsache allein sollte schon ausreichen, um sofort mit dem Sport anzufangen. Zusätzlich wissen wir inzwischen aber auch, dass Fitness und Bewegung die Lebenszeit verlängern. Im Durchschnitt leben Trainierte immerhin etwa zwei Jahre länger als Bewegungsmuffel. Und das ist doch etwas, wenn man bereits etwa 80 Jahre alt ist!

Fitnesstraining ist nichts fürs Alter

Wer älter wird, merkt bald, dass selbst die alltäglichen Verrichtungen immer schwerer werden, wenn man nicht gut trainiert ist. Koffer tragen, das Enkelkind hochheben, auf die Haushaltsleiter steigen, die Straßenbahn noch erreichen.

→ **Den Verschleiß stoppen**

Aus wissenschaftlichen Untersuchungen wissen wir, dass bereits ab dem dreißigsten Lebensjahr die Alterungs- und Regressionsprozesse im menschlichen Organismus beginnen. Die Muskelmasse bildet sich vom dreißigsten bis zum siebzigsten Lebensjahr um etwa 40 Prozent zurück und die Verschleißprozesse der Gelenke und Wirbelsäule nehmen zu. Das Bindegewebe altert, dadurch vermindern sich die Elastizität, Reiß- und Gleitfähigkeit der Sehnen, Bänder und Muskeln. Der geringere Kalkgehalt der Knochen erhöht die Gefahr der Knochenbrüchigkeit und führt zu Verschleißerscheinungen im Bereich der Wirbelsäule und Gelenke, wodurch wiederum die Belastbarkeit des Halte- und Bewegungsapparates nachlässt.

→ **Wer rastet, der rostet**

Das Herz-Kreislauf-System »altert«, wird schlapp und passt sich den Umweltforderungen immer weniger an, wenn es nicht angemessen gefordert und trainiert wird. Auch wenn es nicht gleich zu so dramatischen Konsequenzen kommen muss wie etwa einem Herzinfarkt: Fitness- und Bewegungsmangel lässt rascher altern und beeinträchtigt die Lebensqualität. Deshalb ist für Senioren regelmäßiges Fitnesstraining geradezu lebenswichtig.

Für Fitness ist es nie zu spät! Viele Fünfzig- bis Sechzigjährige, die sich genügend Zeit für ein regelmäßiges Training nehmen, sind fitter als jüngere und legen durch das Training einen Grundstein für ein gesundes Alter. Sogar Siebzigjährige können im hohen Alter noch Muskeln aufbauen!

Nur wer richtig anfängt, bleibt am Ball

Immer wieder sind leicht frustrierte Äußerungen zu hören, wenn jemand voller guter Vorsätze ein Fitnesstraining in Angriff genommen hat, dann aber scheitert. Vielleicht erkennen Sie sich ja in einem dieser Sätze wieder: »Sport ist nichts für mich, ich bin einfach kein Sporttyp!«, »Ich habe immer wieder mit Fitnesstraining angefangen, aber leider nie durchgehalten!«, »Ich wollte durch Fitnesstraining schlank werden, habe aber auch nach mehreren Wochen kein einziges Pfund

Im Fitnesstraining kommt es neben dem richtigen Maß entscheidend auf die richtige Mischung bzw. Wahl der Fitnesssportart an. Einseitigkeiten sind falsch und unter Umständen gefährlich.

verloren und es dann aufgegeben.«, »Obwohl ich eisern trainiert habe, kam ich nicht weiter und mache deshalb jetzt gar nichts mehr.«, »Fitnesstraining macht mir einfach keinen Spaß und ist mir außerdem zu zeitaufwendig!«, »Ich war schon immer bewegungsfaul und schaffe es einfach nicht, meinen ›inneren Schweinehund‹ zu überwinden!«, und so weiter.

Gute Vorsätze allein reichen nicht aus, um langfristig erfolgreich zu trainieren. Sie benötigen das richtige Know-how, um bei der Stange bleiben zu können. Viele Menschen glauben jedoch, Sport sei nicht nur die schönste Nebensache der Welt, sondern auch die einfachste. Sie meinen von früher aus der Schule her, vom Sportverein oder aus dem Fernsehen schon genug zu wissen. Auf die Plätze, fertig, los … Wer so loslegt, ist wahrscheinlich bald enttäuscht und gibt seine Aktivitäten ganz auf.

Damit es Ihnen nicht so geht, sollten Sie die nachfolgenden Tipps beachten:

Gehen Sie zum Gesundheits-Checkup!

Machen Sie, vor allem wenn Sie älter als 35 sind, zu Beginn Ihres Fitnesstrainings und dann alle zwei Jahre einen Gesundheits-Checkup beim Sportarzt oder Internisten. Dieser Gesundheits-Checkup umfasst eine allgemeine Untersuchung, eine Herz-Kreislauf-Prüfung und einen Befund über Ihre Sporttauglichkeit. Danach wissen Sie, was Ihre Belastungsgrenzen sind und ob Sie bei Ihrem Fitnesstraining eventuell orthopädische Einschränkungen beachten müssen.

Den meisten Menschen wird der Arzt sagen: »Sie sind zwar nicht krank, aber Ihre Wattleistungen am Belastungsergometer lassen zu wünschen übrig, Ihre Blutdruck- und Cholesterinwerte liegen im oberen Grenzbereich und Ihr Gewicht ist zu hoch. Sie sollten deshalb unbedingt Ihren Lebensstil ändern, sonst müssten Sie mit Medikamenten behandelt werden.«

Ein guter Arzt würde aber hinzufügen: »Sie sollten unbedingt ein regelmäßiges Fitness- und Bewegungstraining aufnehmen und auf eine vernünftige Ernährung achten.« Eine solche ärztliche Auskunft sollte für jeden Anlass sein, sich umgehend einen Heimtrainer zuzulegen, um schon morgen mit dem Sport zu beginnen und – ganz wichtig – regelmäßig zu trainieren.

Definieren Sie Ihre Trainingsziele!

Legen Sie nicht einfach los, sondern überlegen Sie sich die Trainingsziele, die Sie mit dem Heimtrainer erreichen wollen. Herztraining, Fatburning, Problemzonentraining, Muskeltraining, Ausdauerfitness oder ein ausgewogenes Ganzkörpertraining? Die beiden folgenden Kapitel helfen Ihnen bei der Auswahl.

Wichtig ist auch, ob Sie Ihr regelmäßiges Fitnesstraining ausschließlich mit einem Heimtrainer durchführen oder ob das Heimtraining als Ergänzung und/oder Abwechslung zu Ihrem Outdoortraining dienen soll!

Wer sich ausschließlich auf einem Heimtrainer fit halten will, sollte zu einem Ganzkörpergerät greifen. Wer joggt oder walkt, kann entweder seine geliebte Sportart auf dem Laufband fortsetzen, als Ausgleich und Abwechslung auf eine andere Bewegungsart, etwa ein Fahrradergometer, umsteigen oder im Heimtraining die Muskeln stärken, die bei den meisten Ausdauersportarten in der Regel eher vernachlässigt werden.

Welche Ausdauer- und Kraftgeräte sinnvolle Kombinationen ergeben, verrät ein Überblick auf Seite 83.

Werden Sie sich über den eigenen Sporttyp klar!

Bevor Sie sich auf eine Sportart stürzen, sollten Sie sich überlegen, welcher Sporttyp Sie sind: Aus der Sportwissenschaft ist bekannt, dass es je nach der Struktur der Muskelfasern so genannte Ausdauer- oder Krafttypen gibt. Die langsamen Muskelfasern sind eher für die Ausdauer und die schnellen mehr für die Kraft. Das ist weitgehend angeboren. Finden Sie deshalb heraus, was Ihnen mehr liegt, Ausdauersport oder kräftigender Sport.

Es ist zwar sinnvoll, eine möglichst ausgewogene Fitness mit entsprechenden Anteilen von Ausdauer, Kraft und Beweglichkeit anzustreben, was wir als »Balanced Fitness« bezeichnen. Sie sollten aber die Sportart und den Heimtrainer wählen, der schwerpunktmäßig Ihrem Sporttyp entspricht, denn nur dann macht Ihnen das Training Spaß und Sie bleiben auch längerfristig dabei.

Ein Ausdauertyp wird deshalb ein Laufband oder Fahrradergometer bevorzugen und daneben noch ein Hanteltraining machen, während der Krafttyp ein Muskeltrainingsgerät wählt und sich zusätzlich in einer Ausdauersportart fit hält.

Setzen Sie sich realistische Teilziele!

Setzen Sie sich bei Ihrem Heimtraining Teilziele, die Ihrem individuellen Fitnesszustand angemessen sind. Sie trainieren dann richtig, wenn Sie sich leicht unterfordert fühlen und hinterher nicht erschöpft sind, sondern sich noch wohlfühlen. Wer sich zuviel zumutet, wird bald kapitulieren. Das gilt sowohl für das Muskel- als auch für das Ausdauertraining.

Für beide Trainingsarten ermöglichen Pulsfrequenzmessgeräte, zum Beispiel von der Firma POLAR, eine hervorragende Belastungssteuerung. Die individuell richtige Belastungsgröße – ihre Ermittlung wird in den folgenden beiden Kapiteln genauer beschrieben – hängt wesentlich von den Teilzielen des Fitnesstrainings ab.

Wenn Sie Anfänger oder Wiedereinsteiger sind, wäre es völlig unrealistisch, zu erwarten, dass Sie nach zwei Wochen bereits über eine Ausdauerfähigkeit von einer halben Stunde verfügen oder dass in vier Wochen die Problemzonen verschwunden und die Pfunde nur so weggeschmolzen sind. Zu hoch angesetzte Erwartungen führen leicht zum Trainingsabbruch.

Während Sie durchaus langfristige Ziele verfolgen sollten, etwa fünf Kilo weniger Gewicht, eine halbe Stunde müheloses Ausdauertraining oder 20 Wiederholungen bestimmter Muskelübungen, halten Sie Ihr Fitnesstraining nur durch, wenn Sie sich erreichbare, realistische Teilziele setzen, etwa in einem Monat zwei Pfund weniger oder eine Ausdauerfähigkeit von 15 Minuten. Haben Sie dann diese persönlichen Teilziele erreicht, sollten Sie sich durchaus eine besondere Belohnung gönnen.

Bei Ihrer Fitness-Zeitplanung sollten Sie die Verdauungspause berücksichtigen, die unser Körper nach dem Essen benötigt. Warten Sie nach Mahlzeiten mindestens zwei Stunden mit dem Training, um die Verdauung nicht zu stören und das Herz-Kreislauf-System nicht zu überlasten.

Reservieren Sie feste Zeiten!

Nehmen Sie Ihren Terminplaner zur Hand und überlegen Sie sich genau, wann Sie sich feste Zeiten für Ihr Fitnesstraining reservieren können und wollen. Gerade das Heimtraining macht Sie flexibel und unabhängig von äußeren Faktoren wie Sportstätte, Jahreszeit, Klima, Wetter etc. Diese Flexibilität bedeutet jedoch nicht, dass Sie nur nach Lust und Laune trainieren sollten. Ohne eine Zeitplanung würde der Sport ausfallen, sobald Sie zu wenig Zeit haben und zu schlapp sind. Regelmäßigkeit ist jedoch das A und O eines erfolgreichen Fitnesstrainings.

Sie können z. B. festlegen: jeden Dienstag und Donnerstag gleich nach dem Heimkommen aus dem Büro oder Betrieb ist eine Dreiviertelstunde für das Fitnesstraining zu Hause reserviert. Oder: Morgens nach dem Aufstehen gehören 20 Minuten dem regelmäßigen Bewegungstraining. Dabei sind tägliche 20 Minuten ebenso wirksam wie zweimal 45 Minuten während der Woche und dazu ein Wochenendtraining.

Egal, wie Sie es von Ihren Möglichkeiten her gestalten, wichtig ist nur, dass Sie sich feste Fitnesstermine setzen, die Sie ebenso gewissenhaft einhalten wie Besprechungen im Büro oder private Vorhaben. Gerade wer unter notorischem Zeitdruck steht, muss sich feste Sportzeiten reservieren, weil sonst immer etwas »dazwischen kommt« und der Sport als aller erstes flachfällt, bis man vielleicht selbst eines schönen Tages flachliegt!

Während des Tages gibt es zwei Höhepunkte der Leistungsbereitschaft. Der erste liegt vormittags zwischen 8 und 11 Uhr und der zweite zwischen 17 und 20 Uhr am frühen Abend. Die Tiefpunkte hingegen hat unser Organismus nachmittags um 15 Uhr und nachts um 3 Uhr.

Vergessen Sie nie das Aufwärmen und Abkühlen!

Aufwärmen (Warm-up) vor und Ausklang (Cool-down) nach dem Fitnesstraining wird immer wieder vergessen. Dabei ist dies kein überflüssiger Schnickschnack oder nur etwas für Leistungssportler, sondern auch im Gesundheits- und Fitnesssport wichtig und notwendig. Es ist zwar verständlich, dass man gleich mit dem Sport beginnen möchte, aber dennoch falsch.

Die ersten drei bis fünf Minuten des Fitnesstrainings gehören dem Aufwärmen: Durch Gehen oder leichtes Laufen auf der Stelle wird der Kreislauf in Schwung gebracht, durch sanfte Lockerung und dosierte Bewegung der Gelenke wird die Gelenkschmiere dünnflüssiger und auf Arbeitstemperatur eingestellt; durch gezielte Stretchingübungen werden Muskeln, Sehnen und Bänder aufgewärmt und auf den Sport vorbereitet.

Der Trainingsstart sollte nie mit voller Kraft, sondern langsam und mit gemächlichen Leistungssteigerungen erfolgen. So kann auch ein Muskelkater vermieden werden, der häufig dann auftritt, wenn ungewohnte Belastungen zu intensiv durchgeführt werden. Das Aufwärmen ist auch als eine psychische Einstimmung auf das Bewegungstraining durch nichts zu ersetzen. Ein unzureichendes Warm-up ist eine der Hauptursachen von Sportverletzungen auch im Gesundheits- und Fitnesssport.

Das Gleiche gilt für den Ausklang bzw. das Cool-down nach dem Sport. Stoppen Sie nicht einfach und steigen Sie vom Fahrradergometer, Ellipsentrainer oder Laufband ab, sondern lassen Sie das Training allmählich mit verringerter Belastung ausklingen. Danach sollten Sie unbedingt diejenigen Muskelgruppen durch Stretching dehnen, die hauptsächlich belastet wurden. Das wird oft vergessen, ist aber äußerst wichtig, um Schlackenstoffe abzubauen, Muskelverhärtungen vorzubeugen und um zu entspannen. Erst nach dieser Ausklang- und Beruhigungsphase von mindestens fünf bis acht Minuten, die neben dem Entspannen auch dem Ausschwitzen dient, geht es unter die wohlverdiente Dusche.

Ein passendes Sportoutfit erhöht nicht nur das seelische Wohlgefühl, sondern schützt auch vor unnötigen Verletzungen.

Achten Sie auf die richtige Sportausrüstung!

Bequeme, atmungsaktive Sportkleidung und die richtige Umgebung sind keine Nebensächlichkeiten, sondern wichtige Voraussetzungen, damit Sie Spaß und Freude am Fitnesstraining gewinnen und langfristig durchhalten.

Zweckmäßige Bekleidung: Bequemlichkeit und Funktionalität sollten bei der Wahl der Sportbekleidung an erster Stelle stehen. In der Vergangenheit galt Baumwolle als der absolute Favorit für Trainingsbekleidung. Dieses natürliche Material saugt den Schweiß zwar auf, gibt die Feuchtigkeit aber nur sehr langsam wieder ab, sodass Verdunstungskälte entsteht. Dadurch verursacht der durchgeschwitzte Stoff direkt am Körper eine Unterkühlung. Heutzutage werden deshalb neue funktionale Materialien bevorzugt. Sie sind leicht, liegen eng am Körper an und speichern die Feuchtigkeit nicht, sondern holen sie von der Haut weg und geben sie weiter nach außen ab. Man bezeichnet dies auch als »atmungsaktiv«. Darüber hinaus verhindern die flachen Nähte solcher Materialien ein Scheuern auf der Haut.

Passgenaue funktionsgerechte Schuhe: Das Schuhwerk hat auch beim Training zu Hause einen hohen Stellenwert. Welche technologischen Kriterien dabei wichtig sind, hängt von der Art der Bewegung ab. Während der Läufer auf Dämpfung und Stabilität achtet, sind für den Radfahrer wieder andere Kriterien ausschlaggebend.

Wählen Sie für Ihr Home Fitnesstraining in jedem Falle einen bequemen, stabilen und relativ rutschfesten Schuh. Für Läufer bieten gute Sportfachgeschäfte häufig den Service einer Laufschuhanalyse an. Diese gibt Aufschluss darüber, wie der Fuß während des Trainings belastet wird und ob besondere Stützelemente oder Einlagen erforderlich sind. Vor allem beim Erstkauf ist eine solche Laufschuhanalyse unbedingt zu empfehlen. Nutzen Sie das Know-how professioneller Sportfachverkäufer und lassen Sie sich beraten. Probieren Sie die Produkte an, bevor Sie sich zum Kauf entscheiden. Nur so können Sie eine mögliche Fehlinvestition vermeiden.

Achten Sie auf eine geeignete Umgebung!

Auch im Hinblick auf die Umgebung und das Ambiente Ihres Home Fitnesstrainings gilt: Sie sollten angemessen sein und Sie sollten sich darin wohlfühlen. Das Fitnesstraining auf einem Heimtrainer in einem lichtdurchfluteten Raum macht sicherlich mehr Spaß als in einem alten, miefigen Keller.

Stellen Sie Ihr Fitnessgerät an einen freundlichen Platz und trainieren Sie in einer ansprechenden Umgebung. Die Abstellkammer ist für Ihren Staubsauger gedacht, jedoch nicht für Ihr Training!

Wenn irgendwie möglich, sollte das Fitnesstraining bei geöffnetem Fenster erfolgen. Sauerstoff gehört nun mal zum sportlichen Training wie das Atmen zum Leben. Praktisch ist es auch, wenn der Heimtrainer geschützt in einer Ecke des Balkons oder der Terrasse steht und zum Training nur hervorgeholt werden muss.

Wie Sie Ihr Trainingsambiente darüber hinaus gestalten, ob mit klassischer oder Pop-Musik im Ohr, mit Blick auf ein hübsches Gemälde oder in den blühenden Garten, bei unterhaltender Radiomusik oder vor dem Fernseher mit den Bundesligaspielen, ist eigentlich egal. Dennoch eine kleine Empfehlung: Trainieren Sie ab und zu auch mal ohne jede äußere Ablenkung oder Stimulation, sodass Sie sich nur auf den Trainingsvorgang konzentrieren, Ihre Körperfunktionen wahrnehmen und den Bewegungsablauf spüren und genießen. Denn Leben ist Bewegung und Bewegung ist Leben. Hauptsache aber ist, das Training macht Ihnen Spaß, sodass Sie dabei bleiben und weitermachen. Ein Leben lang!

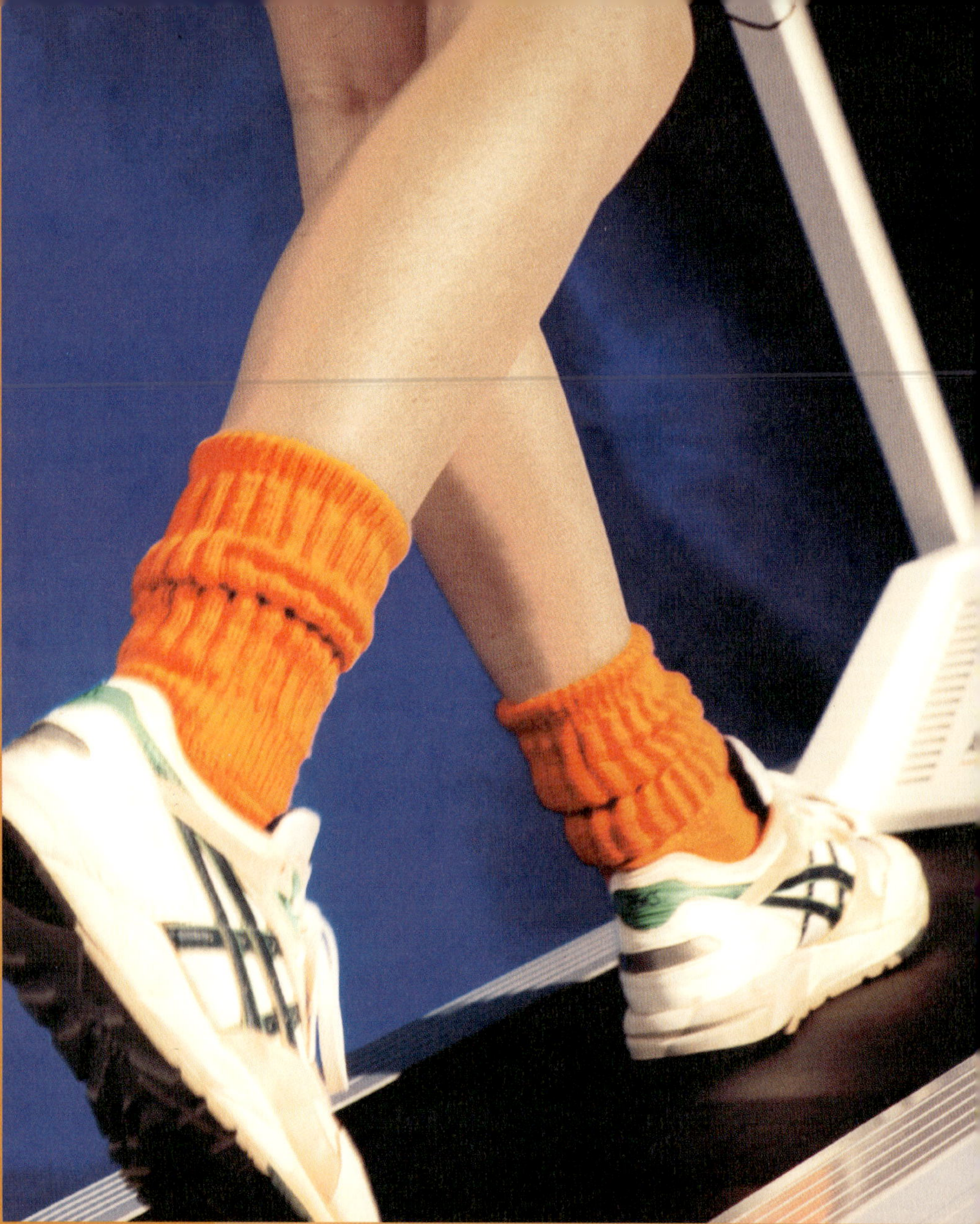

Gewusst wie

Ausdauer-training

Der erste Schritt im Kampf gegen Zivilisationskrankheiten, Fettdepots und Problemzonen besteht in der Aufnahme eines konsequenten Ausdauertrainings. Das zeigen die Erkenntnisse der Sportwissenschaft. Damit Ihnen das Training aber auch optimal nutzen kann, sind bestimmte Regeln zu beachten. Ausdauertraining, das mit dem nötigen Know-how, mit Freude und Regelmäßigkeit ausgeführt wird, ist ein echtes Wundermittel. In diesem Kapitel finden Sie alles, was Sie darüber wissen müssen – von der Belastungsintensität bis zum Cool-down.

Der Haupteffekt von Ausdauertraining ist die Stärkung des Herzmuskels. Als zusätzliche Wirkung werden auch die an der Bewegung beteiligten Skelettmuskeln mit der Zeit kräftiger. Beim Krafttraining ist es umgekehrt, hier wird das Herz »nur« nebenbei gestärkt.

Wirkungen des Ausdauertrainings

Sicherlich sind Ihnen einige der Hauptwirkungen eines Ausdauertrainings bereits bekannt, aber vielleicht werden Sie von den vielen »erwünschten Nebenwirkungen« überrascht sein. Ausdauertraining ist nämlich nicht nur für Herz und Kreislauf wichtig, sondern bietet eine Fülle weiterer positiver Effekte. So werden beispielsweise die an der Bewegung beteiligten Skelettmuskeln gestärkt.

Die allgemeine Ausdauer entscheidet

Ganz allgemein lässt sich sagen: Ausdauer hat, wer eine körperliche Tätigkeit über einen Zeitraum von mehr als acht Minuten durchhalten kann. Dabei gibt es naturgemäß große Unterschiede zwischen der Ausdauer eines 400-m-Läufers und der eines Triathleten. Um die Home Fitness zu verbessern, ist die allgemeine Ausdauer entscheidend. Diese wird trainiert, wenn mindestens ca. 17 Prozent der Skelettmuskulatur über einen möglichst langen Zeitraum bewegt werden. 17 Prozent der Skelettmuskulatur ist bereits ein Bein mit seiner gesamten Muskulatur. Auf dem Fahrradergometer werden durch die Beanspruchung beider Beine demnach schon knapp 40 Prozent der gesamten Muskulatur bewegt.

Für viele Outdoor-Bewegungsformen gibt es mittlerweile alternative Trainingsgeräte für den Indoorbereich. Um das richtige Trainingsgerät auszuwählen, sollten Sie zunächst über Ihre Trainingsziele Klarheit gewinnen.

Wirkungen des Ausdauertrainings
Antidepressiver Effekt ↗
Arteriosklerose-Risiko ↘
Ausdauerleistungsfähigkeit ↗
Ausschüttung von Stresshormonen ↘
Belastungspuls ↘
Blutrückfluss aus den Beinen ↗
HDL-Cholesterin (»gutes« Cholesterin) ↗
Herzinfarkt-Risiko ↘
Hirndurchblutung, geistige Kapazität ↗
Hoher Blutdruck ↘
Insulin-Empfindlichkeit ↗
Kapillarisierung, bessere Durchblutung ↗
Krampfader-Risiko ↘
LDL-Cholesterin (»schlechtes« Cholesterin) ↘
Nervosität ↘
Niedriger Blutdruck ↗
Regenerationsfähigkeit nach sportlichen Belastungen ↗
Ruhepuls ↘
Sauerstoffaufnahme ↗
Sauerstoffversorgung des Herzmuskels ↗
Schlaganfall-Risiko ↘
Schoneffekt für das Herz ↗
Selbstbewusstsein ↗
Sexuelle Potenz ↗
Thrombose-Neigung ↘
Triglyzeride ↘
Übergewicht und Körperfett ↘

Kardiogeräte für die Ausdauer

Mit allen Kardiogeräten kann die allgemeine Ausdauer optimal verbessert werden. Ihr primärer Zweck, das Herztraining, steckt auch schon im Namen. Dabei ist die Bandbreite der Klassiker groß: Laufband, Fahrradergometer, Crosstrainer, Ruderergometer und Skilanglaufgerät. Wer gesundheitlich nicht eingeschränkt ist, etwa durch Rückenprobleme, hat die Qual der Wahl. Detaillierte und hilfreiche Informationen zur Wahl des richtigen Geräts finden Sie auf den Seiten 63 bis 71.

Häufigkeit, Dauer und Intensität richtig dosieren

Ausdauertraining sollte richtig bemessen werden. Das allein ist entscheidend für seinen Erfolg. Vier Kriterien sind dabei ausschlaggebend: Die sportlichen Bewegungen sollten häufig, dauerhaft und intensiv sein und Spaß machen. Für einen permanenten Trainingserfolg sollten Sie Ihre Belastung in dieser Reihenfolge steigern:

Trainieren Sie

→ erst häufiger

→ dann länger

→ und schließlich intensiver

Wie häufig trainieren?

Die Häufigkeit des Trainings richtet sich danach, ob Ihr Ziel Gesundheit oder Fitness ist, nach Ihrer Kondition und nach der Dauer und Intensität der einzelnen Trainingseinheiten. Walken sollten Sie zum Beispiel mindestens zweimal pro Woche. Einmal in der Woche zu trainieren hat hingegen nur eine minimale Wirkung. Ohne einen Pausentag täglich zu trainieren ist dagegen nur etwas für fitnessorientierte Heimsportler, aber nicht für reine Gesundheitssportler.

Eine wichtige Rolle beim Training spielt auch, wie lange und intensiv die einzelne Trainingseinheit ist. Wenn Sie öfter als dreimal pro Woche Ausdauersport betreiben, ist zum Beispiel bei einer Laufbelastung wie dem Joggen die Beanspruchung der Knorpel, Bänder und Sehnen für Neueinsteiger recht groß. Auf dem Rad- und Ruderergometer, dem Stepper und Climber hingegen lässt sich ein gelenkschonendes Training (low-/non-impact Training) durchaus täglich durchführen, natürlich mit entsprechend angepasster Intensität und Dauer.

Belastung und Erholung stehen in sehr engem Zusammenhang, sodass nach mittelschweren Belastungen immer ein Tag Pause folgen sollte. Nur so kann die Leistungsfähigkeit kontinuierlich zunehmen und »superkompensieren«, wie es in der Fachsprache heißt.

Wie lange trainieren?

Die jeweilige Dauer des Ausdauertrainings hängt eng zusammen mit der Trainingsintensität. Es gelten dabei zwei Grundregeln:

- Je intensiver eine Belastung ist, umso kürzer sollte sie sein.
- Je länger eine Belastung ist, desto schonender sollte sie sein.

Gesundheitssportler, die Herz und Kreislauf trainieren und Fett abbauen wollen, sollten sich insgesamt weniger belasten, da eine zu intensive Belastung auf Dauer auch gesundheitsschädlich sein kann. Besonders während der ersten Trainingsmonate lautet eine wichtige Maxime: Besser unterfordern als überfordern.

Mit der richtigen Intensität gekoppelt ergibt sich für die Dauer des Ausdauertrainings ein optimaler Zeitraum von 30 bis 60 Minuten. Für Neu- und Wiedereinsteiger sind 30 Minuten konstante Belastung allerdings oft schon viel. Für fitte Heimsportler wäre ein drei- bis viermaliges Training pro Woche mit einer Dauer von 45 Minuten ein gutes Maß, das auch auf 60 Minuten ausgedehnt werden kann.

Wie intensiv trainieren?

Lediglich im Rahmen eines Erholungstrainings kann man es ganz gemächlich angehen lassen. Ansonsten geht es auch beim Gesundheitstraining nicht ganz ohne Anstrengung. Wer positive gesundheitliche Wirkungen für seinen Organismus erreichen möchte, muss sich nämlich über eine bestimmte Reizschwelle hinaus belasten. Alltägliche Arbeiten im Haushalt, Garten usw. fordern etwa 20 bis 30 Prozent unserer maximalen körperlichen Leistungsfähigkeit und liegen damit unter der so genannten wirksamen Reizschwelle. Je nachdem welches Trainingsziel Sie haben, sollten Sie bei den Übungen unterschiedliche Prozentsätze der körperlichen Belastungsfähigkeit einhalten. Die Belastung beim Ausdauertraining wird in Prozent der maximalen Herzfrequenz gemessen, beim Krafttraining oft in Prozent der Maximalkraft. Die sportliche Leistung sollte bei der Ausdauer immer über 50 Prozent der maximalen Herzfrequenz, im Muskeltraining über 30 Prozent der Maximalkraft liegen.

Die körperliche Widerstandsfähigkeit kann durch ein zu anstrengendes Training herabgesetzt werden. Folge: Die Infektanfälligkeit steigt an, Krankheitserreger haben leichtes Spiel.

Die Herzfrequenz - Gradmesser der Belastungsintensität

Das objektive Maß für die richtige Belastung beim Ausdauertraining ist die Herzfrequenz. Man versteht darunter die Zahl der Herzschläge pro Minute. Da Herz- und Pulsfrequenz beim gesunden Menschen praktisch gleich sind, wird die Zahl der Pulsschläge als Maß für die Herzfrequenz verwendet. Herzfrequenz und Puls werden synonym benutzt. Drei Pulsarten sind für die richtige Belastung beim Ausdauertraining wichtig: Der Ruhepuls, der Maximalpuls und der Trainingspuls.

Der Ruhepuls

Ausdauersportler verfügen in der Regel über einen relativ niedrigen Ruhepuls (RP). Zum Beispiel haben Berufsradrennfahrer nicht selten einen Ruheherzschlag von unter 30 Schlägen pro Minute.

Ihren Ruhepuls messen Sie am besten noch vor dem Aufstehen im Bett. Legen Sie dazu zwei Fingerkuppen an die Halsschlagader und zählen Sie 60 Sekunden lang die Pulsschläge. Der Ruhepuls liegt in der Regel um einiges höher als der Normalpuls während des Tages.

Frauen haben auf Grund ihres im Vergleich zu Männern etwas kleineren Herzens eine um etwa fünf Prozent höhere Herzfrequenz. Gelegentlich findet man auch eine angeborene Hochpulslage. In diesem Fall ist ein Arztbesuch vor Aufnahme des Trainings erforderlich. Meistens ist jedoch eine schlechte Kondition der Grund für einen erhöhten Ruhepuls. Einflüsse auf das Pulsverhalten haben außerdem die koronare Herzerkrankung und die Einnahme von Beta-Blockern. Beides führt zu einer Senkung der Herzfrequenz. Trainiert werden darf dann nur mit ärztlicher Absprache.

Leistungssportler verzichten meist völlig auf sportliche Belastungen oder reduzieren deren Intensität stark, wenn ihr Ruhepuls unerwartet hoch ansteigt. So sollten auch Sie verfahren. Bedenken Sie, dass ein sportliches Training den Körper zunächst immer belastet.

BELASTUNGSPULSFREQUENZ

Zur schnellen Orientierung: Belastungspulsfrequenz pro Minute

Ruhepulsfrequenz pro Minute	Lebensalter in Jahren Belastungspulsfrequenz pro Minute					
	unter 30	30 – 39	40 – 49	50 – 59	60 – 70	über 70
unter 50	140	140	135	130	125	120
50 – 59	140	140	135	130	125	120
60 – 69	145	145	140	135	130	125
70 – 79	145	145	140	135	130	125
80 – 89	150	145	140	135	130	125
90 – 100	150	150	145	140	135	130
über 100	155	150	145	145	140	130

Der Maximalpuls (maximale Herzfrequenz)

Die maximale Herzfrequenz (HFmax) bezeichnet die maximal erreichbare Herzschlagzahl, deren Höhe vom Alter, Trainingsgrad und der Art der Belastung abhängt. Praktisch Austesten sollten Sie als Anfänger die maximale Herzfrequenz, wenn überhaupt, nur unter ärztlicher Aufsicht. Sie können aber für Ihr Training gut auf die im Folgenden genannten Erfahrungswerte zurückgreifen. Danach zeigten sportwissenschaftliche Erhebungen, dass mit Hilfe der Rechnung 220 (Frauen 226) minus Lebensalter (= LA) die theoretisch maximale Herzfrequenz für das Fahrradergometer bestimmt werden kann. Diese Formel lässt sich für das Training auf den meisten Ausdauergeräten verwenden. Neueren Studien zufolge ist für Frauen und Männer über 40 die folgende Formel für die Ermittlung der maximalen Herzfrequenz besonders gut geeignet:

Für das Krafttraining beträgt die so genannte wirksame Reizschwelle ca. 30 % der maximalen Leistungsfähigkeit, für das Ausdauertraining etwa 50 % der maximalen Herzfrequenz.

208 – (LA x 0,7) = HFmax
Für einen 60-Jährigen gilt also:
Schritt I: 60 x 0,7 = 42
Schritt II: 208 – 42 = 166

Der Trainingspuls (Trainingsherzfrequenz)

Der Maximalpuls darf nicht mit dem Trainingspuls (THF) verwechselt werden! Der Trainingspuls wird häufig in Prozentsätzen vom Maximalpuls bestimmt. Leistungssportler müssen ihre Pulsbereiche sehr genau festlegen. Für Heimsportler aber reicht es zur Festlegung des Trainingspulses aus, wennn sie Ihren Ruhe- und Maximalpuls kennen und den Trainingspuls mit Hilfe einer der folgenden Formeln ermitteln. Ganz Ungeduldige können auch die obere Tabelle verwenden.

Auf den Trainingscomputern der Heimtrainer wird die nach außen sichtbare Belastungshöhe angezeigt, etwa als Laufgeschwindigkeit in km/h oder als Wattangabe. Viel wichtiger als diese nach außen sichtbare Belastungshöhe ist jedoch deren Auswirkung auf den Organismus, die innere Belastung. Sie variiert von Person zu Person.

Für Trainingseinsteiger: Die einfachste Formel ist die Faustregel nach HOLLMANN: 180 minus Lebensalter (180–LA).

Sie gibt eine grobe Richtlinie vor, wie hoch die Trainingsherzfrequenz (THF) für ein dominant-aerobes Ausdauertraining durchschnittlich sein sollte. Wegen Ihrer Einfachheit ist diese Formel besonders für Trainingseinsteiger geeignet. Ein dominant-aerobes Training ist milde fordernd.
Beispiele: Eine 65-jährige Frau sollte einen durchschnittlichen Trainingspuls von 115 (180 – 65) haben, ein 30-jähriger Mann von 150.

Für Trainingsfortgeschrittene: Für eine relativ intensive Trainingseinheit von 45 bis 60 Minuten (eher für häufig trainierende Fitnesssportler geeignet) können Sie auf folgende Richtlinie zurückgreifen:
HFmax – (0,45 x Ruhepuls) = durchschnittliche Trainingsherzfrequenz THF (Belastungspuls)
Beispiel für einen 30-jährigen Läufer mit einem Ruhepuls von 70:
200 – (0,45 x 70) = 168.

Unter Mitberücksichtigung des Trainingszustands: Neben dem Alter berücksichtigt die so genannte »Karvonen-Formel« auch den Ruhepuls (RP) als Kennzeichen für den momentanen Trainingszustand, um die Trainingsherzfrequenz zu ermitteln:
RP + (HFmax – RP) x Intensität% = THF

Beispiel: Eine 40-jährige Frau mit einer Maximalherzfrequenz von 186 (226 – 40) und einem Ruhepuls von 58 will mit 75-prozentiger Intensität Rad fahren: 58 + (186 – 58) x 0,75 = 154

Allen Formeln ist gemeinsam, dass sie von einer theoretischen maximalen Herzfrequenz ausgehen (HFmax) und daraus die Intensitätsbereiche ableiten.

Empfehlenswerte Trainingsbereiche

Gesundheits- und Fitnesssportler sollten generell im Bereich von 60 bis 85 Prozent der maximalen Herzfrequenz trainieren. Das ist die Spanne für ein gesundheitsorientiertes Ausdauertraining. Innerhalb dieses Bereichs verläuft die Energiebereitstellung primär aerob, also überwiegend mit Sauerstoff.

Der Bereich zwischen der Reizschwelle (ca. 50 % HFmax) und der unteren Gesundheitszone (ca. 60 % HFmax) ist hervorragend für ein Erholungstraining geeignet, zum Beispiel am Abend nach einem besonders anstrengenden Tag im Büro. Diese leichte Intensität ist auf Dauer für gesundheitliche Wirkungen natürlich nicht ausreichend. Der Trainingsbereich über 85 % HFmax sollte stark Fortgeschrittenen und Leistungssportlern vorbehalten bleiben. Hier ist die Gefahr von Überlastung sonst größer als der mögliche Nutzen für die Gesundheit.

Die Fettverbrennung ist im Bereich von ca. 70 % HFmax am effizientesten. Für ein effektives Fettstoffwechseltraining sollten Sie die Intensität als »etwas anstrengend« empfinden.

Herzfrequenzkontrolle während des Trainings

Um den Herzschlag während des Trainings zu kontrollieren, ist ein Herzfrequenzmessgerät anzuraten. Besorgen Sie sich dafür eine Pulsuhr mit Brustgurt oder nutzen Sie die Möglichkeiten des Trainingscomputers Ihres Heimtrainers (siehe Seite 59). Achten Sie gleichzeitig immer darauf, was Ihr subjektives Körpergefühl zur jeweiligen Belastung sagt.

Messgeräte

Die meisten Kardiogeräte verfügen über praktische Hand-Herz-Griffe, womit sich die Höhe der Belastung jederzeit leicht kontrollieren lässt.

Die Geräte der Firma Polar schnitten bei Tests von »Stiftung Warentest« besonders gut ab. Sie eignen sich auch für den Outdoorsport.

Sinnvoll ist es, individuelle Herzfrequenz-Ober- und Untergrenzen einzustellen, deren Überschreiten akustisch signalisiert wird. Ansonsten genügt es, alle paar Minuten einen kurzen Blick auf den Herzfrequenzmesser zu werfen. Wichtig ist, das subjektive Belastungsempfinden zu schulen: Für wie groß schätze ich meine Anstrengung jetzt ein? Vergleichen Sie dann Ihren Schätzwert mit dem Messgerät, so können Sie auf diese Weise Ihr subjektives Empfinden schulen. Hat Ihr Fitnessgerät keine Möglichkeit für eine Pulsmessung, empfehlen wir ein Herzfrequenzmessgerät mit Brustgurtsender und Empfängeruhr. Nur diese messen zuverlässig genug. Ohrclips und andere Geräte funktionieren nur selten fehlerfrei. Besonders hervorzuheben sind die EKG-genauen Geräte der Firma POLAR. Sie zeichnen sich durch ihre leichte Handhabung und Messgenauigkeit aus, was auch durch Tests der »Stiftung Warentest« bestätigt wurde.

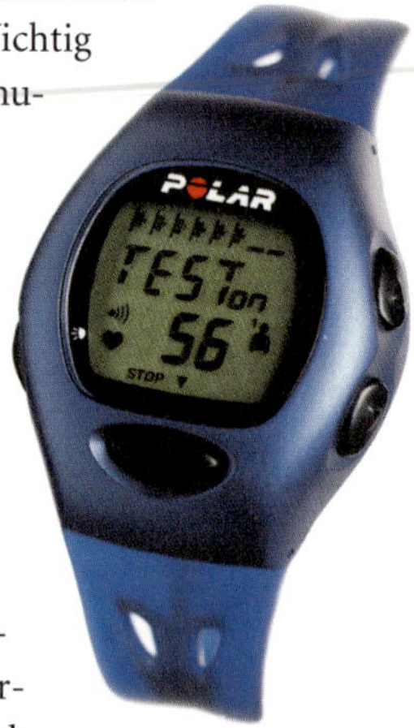

Die Trainingsintensität erfühlen

Mit zunehmender Praxis werden Sie bemerken, dass die Intensität immer genauer erfühlbar wird. Sehr erfahrene Sportler können ihren Puls ziemlich exakt vorhersagen. Um Ihr subjektives Empfinden zu schulen, sollten auch Sie als Gesundheitssportler die elektronische Messung immer wieder mit Ihrer Körperwahrnehmung über die Höhe der Belastung vergleichen.

Die Atmung als Hinweis auf die richtige Trainingsintensität

Während des Trainings sollten Sie gleichmäßig durch die Nase ein- und ausatmen können. Auch sollte eine kleine Unterhaltung möglich sein. Dann ist die Intensität aller Wahrscheinlichkeit nach richtig und Sauerstoffverbrauch und Sauerstoffaufnahme halten sich die Waage. Eine schnelle Hechelatmung durch den Mund deutet dagegen meist auf eine zu große Anstrengung hin.

Wir empfehlen immer gleichzeitig auf das subjektive Belastungsempfinden zu achten und es mittels der BORG-Skala zu erfassen, dieses aber zusätzlich mit einem Messgerät zu vergleichen, da das subjektive Anstrengungserlebnis durchaus täuschen kann. Schließlich ist die richtige Trainingsintensität der entscheidende Faktor für das Fitnesstraining überhaupt.

Die Trainingsmethoden im Ausdauersport

Für das Fitness- und Gesundheitstraining bieten sich hauptsächlich zwei Methoden an: die Dauermethode und die extensive Intervallmethode.

An den meisten Heimtrainern kann man sich für die Dauermethode ein Manuell-Programm einstellen, bei dem die Belastung immer gleichbleibend ist. Hingegen sorgt ein geländeabhängiges Programm, das nach Zufall mal ein wenig schwerer dann mal wieder leichter wird, dafür, dass die Dauermethode zum so genannten »Fahrtspiel« wird. Variabel kann die Dauermethode gestaltet werden, indem die Belastung für eine bestimmte Zeit ganz bewusst erhöht oder verringert wird. Ähnlich funktioniert die extensive Intervallmethode, bei der sich systematisch Abschnitte erhöhter und verringerter Schwierigkeit abwechseln, wobei sich im Gegensatz zur intensiven Intervallmethode die Wechsel in der Belastungshöhe geringfügiger voneinander unterscheiden.

Die BORG-Skala wird verwendet, um das subjektive Belastungsempfinden objektiv auszudrücken.

6	
7	extrem leicht
8	
9	sehr leicht
10	
11	recht leicht
12	
13	etwas anstrengend
14	
15	anstrengend
16	
17	sehr anstrengend
18	
19	extrem anstrengend
20	

Unverzichtbar: Warm-up und Cool-down

Zu jeder Trainingseinheit gehört eine Aufwärmphase (Warm-up) und eine Abwärmphase (Cool-down). Sie helfen, die körperliche und geistige Leistungsfähigkeit zu erhöhen und Verletzungen und Muskelkater vorzubeugen.

Der neuralgische Punkt eines Gelenks, der Knorpel, wird durch den Wechsel von Druck und Zug in seiner Qualität erhalten und mit Flüssigkeit versorgt. Er ist für eine gründliche Erwärmung besonders dankbar. Dafür sind zyklische Bewegungen wie Radfahren oder Gehen optimal geeignet.

Allgemeines Warm-up

Die Aufwärmphase markiert den Beginn des sportlichen Trainings und dient dazu, sich darauf einzustellen. Vermeiden Sie dabei starke Druckbelastungen auf die Gelenke (High-impact-Übungen) und wählen Sie stattdessen Low-/Non-impact Übungen. Walken Sie beim Warm-up anstatt zu joggen. Führen Sie Seilspringen nur mit Mini-Sprüngen durch.

Das allgemeine Warm-up besteht in der Regel aus dynamischen Bewegungen großer Muskelgruppen. Dazu gehören beispielsweise schonendes Eingehen, Einfahren, Einrudern usw. Insbesondere Crosstrainer, Skilanglaufgerät, Ruderergometer, Climber, Fahrradergometer und Laufband aber auch das Seilspringen eignen sich dafür, da Sie damit alle großen Gelenke einbeziehen können.

Durch das Warm-up wird die Körperkerntemperatur angehoben, sodass die Stoffwechselprozesse rascher ablaufen. Als eine Folge davon nimmt zum Beispiel die Dicke der Gelenkknorpel zu und schützt vor akutem Verschleiß.

Bei mittlerer Anstrengung ist das Warm-up richtig

Das allgemeine Warm-up auf den Kardiogeräten sollte nicht zu anstrengend, sondern im »mittleren Bereich« der Skala des subjektiven Belastungsempfindens angesiedelt sein. Die Dauer des Warm-ups sollte mindestens fünf Minuten betragen, länger bei kalten Temperaturen oder wenn Sie am frühen Morgen trainieren. Wer über 30 Jahre alt und gut trainiert ist, sollte sich pro Lebensjahrzehnt beziehungsweise Trainingsjahr ein bis zwei Minuten länger aufwärmen. Praktisch ist die von uns empfohlene Pulsuhr von POLAR: Sie ermittelt schon während des Warm-ups die für Sie optimale Trainingszone.

Sanfte Mobilisation und Dehnen gehören dazu

Im Anschluss an das allgemeine Aufwärmen folgt das Aufwärm-Dehnen (siehe Seite 110 bis 113)! Wenn Sie sich zum Beispiel mit Hilfe von Fahrradergometer, Laufband oder Stepper aufwärmen, ist der Oberkörper nur unzureichend beteiligt. Daher sollten anschließend einige sanfte Mobilisationsübungen für den Oberkörper folgen und für die Gelenke, die während des allgemeinen Aufwärmens nur unzureichend bewegt wurden, zum Beispiel die Schultergelenke beim Radfahren.

Cool-down als Trainingsabschluss

Nach dem Konditionstraining folgt im Heimtraining das allgemeine Abwärmen. Seine Dauer richtet sich nach der Intensität des Haupttrainings. Wer zum Beispiel eine halbe Stunde mit mittlerer Intensität trainiert hat, sollte das Training etwa fünf Minuten lang gemächlich ausklingen lassen. Das reicht aus, um den Organismus sanft wieder »herunterzufahren«. Dem allgemeinen Abwärmen folgt ein Dehnungsprogramm für alle beanspruchten Hauptmuskelgruppen und die zu »Verkürzung« neigenden Muskelgruppen.

Das Warm-up-Dehnen darf nicht mit dem Cool-down-Dehnen verwechselt werden. Berücksichtigen Sie beim Dehnen unseren Katalog von Seite 110ff.

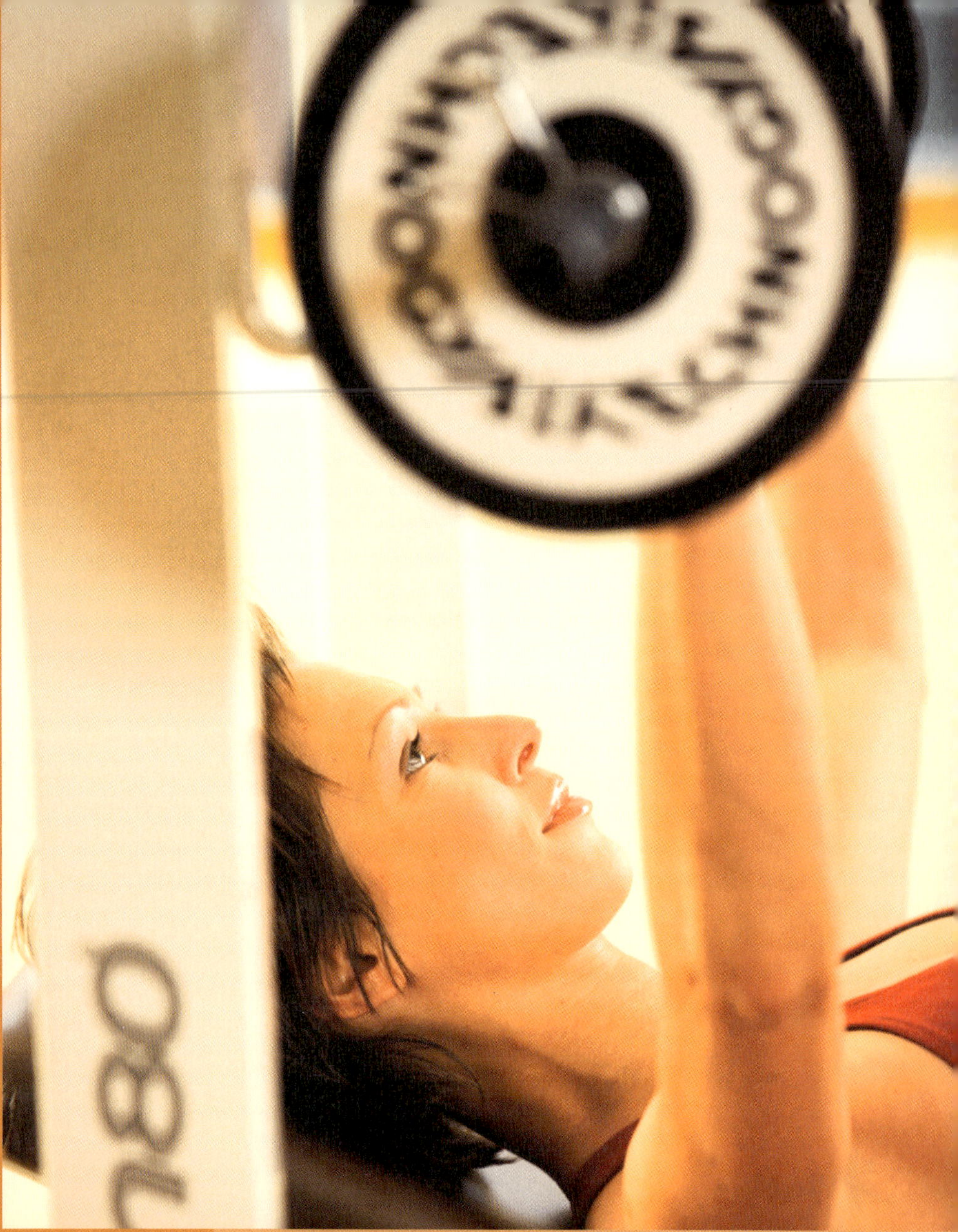

Gewusst wie

Kraft-
training

Krafttraining ist nicht nur etwas für Schwarzenegger- und Baywatch-Fans! Es sorgt für einen straffen und muskulösen »Body«, gleicht aber außerdem Schwächen des aktiven und passiven Bewegungsapparates optimal aus. Auf diese Weise hilft es auch bei Rücken- und Gelenkproblemen.

Wozu eigentlich Krafttraining?

Genauso wie der Herzmuskel werden auch unsere Skelettmuskeln mit der Zeit schwächer, wenn sie nur unterhalb der wirksamen Reizschwelle von ca. 30 Prozent der Maximalkraft beansprucht werden. Wenn wir stehen, gehen, sitzen oder liegen, überschreiten wir höchst selten diese Kraftschwelle von 30 Prozent. Nach dem dreißigsten Lebensjahr nimmt die Muskulatur bei unzureichender körperlicher Belastung aber kontinuierlich ab. Allein diesem Umstand gilt es, durch entsprechendes Training Einhalt zu gebieten. Dass die Wirkung eines Krafttrainings aber noch weit über diesen Vorbeugeeffekt hinausgeht, zeigt die folgende Tabelle.

Wirkungen des Krafttrainings
Aktionsfähigkeit im Alter ↗
Altersbedingter Muskelverlust ↘
Arthrotische Veränderungen ↘
Belastbarkeit des Kapselbandapparats und der Sehnen ↗
Ernährung der Gelenkknorpel ↗
Grundumsatz ↗
Haltungsschwächen ↘
Intermuskuläre und intramuskuläre Koordination ↗
Knochendichte ↗
Körperfett ↘
Körperwahrnehmung ↗
Kraftfähigkeit ↗
Muskelmasse ↗
Muskuläre Ungleichgewichte und Defizite ↘
Positive Beeinflussung des Herz-Kreislauf-Systems ↗
Risiko für Rückenbeschwerden, Osteoporose ↘
Selbstbewusstsein und Selbstwertgefühl ↗
Stimmung und Wohlbefinden ↗
Verletzungs- und Verschleißrisiko ↘

Was versteht man unter Kraft?

Biologisch gesehen ist Kraft die Fähigkeit, einen Widerstand zu überwinden, indem man ihn zum Beispiel hält oder ihm entgegenwirkt. Im Fitnesstraining spielt Kraft vor allem als

Maximalkraft und Kraftausdauer eine Rolle. Die Maximalkraft ist die maximale Kraft, die ein Mensch willkürlich aufbringen kann, wenn er sich völlig verausgabt. Allerdings bleibt bei dieser absichtlichen Anstrengung noch eine autonom geschützte Reserve, die etwa 30 Prozent der Maximalkraft beträgt. Wer nicht speziell krafttrainiert ist, kann also ca. 70 Prozent seines gesamten Kraftpotenzials aktivieren. Ein spezielles Krafttraining verkleinert dieses Kraftdefizit.

Die Technik des Krafttrainings muss genauso erlernt werden wie die Technik einer Sportart wie Tennis.

Beim Krafttraining arbeitet die Muskulatur auf drei Arten:

- Konzentrisch in der Aufwärtsbewegung,wenn Sie beim Bankdrücken das Gewicht nach oben schieben
- Exzentrisch, wenn Sie bei der Abwärtsbewegung dem Gewicht nachgeben
- Statisch/isometrisch in der Ausgangs- und Endposition der Bewegung,wenn das Gewicht oben bzw. unten ist

Das sollten Anfänger beim »Eisenstemmen« beachten

Ob jemand eher ausdauernd athletisch oder muskulär veranlagt ist, hängt von der genetisch festgelegten Muskelfaserverteilung in der Skelettmuskulatur ab. In der Praxis hat es der Krafttyp mit einer größeren Menge Fast-Twitch-Muskelfasern (ziehen sich schnell zusammen) leichter, Muskelmasse aufzubauen. Der Ausdauertyp verfügt über mehr Slow-Twitch-Muskelfasern, die sich langsamer zusammen ziehen und sich dadurch weniger schnell Muskeln aufbauen. Für den Bereich des Fitness- und Gesundheitssports ist es nicht so wichtig, wie das Verhältnis der Fasern zueinander ist. Hervorragende Kraftleistungen und einen effektiven Muskelaufbau kann man auch mit einem hohen Anteil von Slow-Twitch-Fasern erreichen. Für ein ausgewogenes, gesundheitsorientiertes Krafttraining ist primär das Training der Kraftausdauer, für ein eher fitnessorientiertes Krafttraining auch die Verbesserung der Maximalkraft für den Muskelaufbau wichtig.

Ganz besonders bei Übungen zur Kräftigung der Bauchmuskulatur ist die richtige Atmung wichtig, da sonst der Beckenboden überlastet werden könnte.

Krafttraining braucht Eingewöhnung

Wer neu in das Krafttraining einsteigt, sollte mindestens vier Wochen lang konsequent ein reines Eingewöhnungstraining – eine Trainingseinheit pro Woche mit geringer Intensität – durchführen. Auf diese Weise können Sie die erforderlichen Trainingsmittel, wie etwa Freihanteln, und ihre koordinativ-korrekte Beherrschung einigermaßen risikolos kennen lernen, ohne die Gefahr von Verletzung, Überlastung oder Muskelkater eingehen zu müssen.

Atmen – im Einklang mit der Bewegung

Die Beherrschung einer geeigneten Atemtechnik ist eine der ersten und wichtigsten Voraussetzungen für das Krafttraining. Bewegungs- und Atemrhythmus hängen immer miteinander zusammen. Generell gilt: In der konzentrischen Phase der Bewegung, also mit zunehmender Belastung wird eingeatmet. In der exzentrischen Phase (nachgebende Belastung) wird hingegen ausgeatmet. Die Atmung hängt auch vom Bewegungsumfang und der Masse der eingesetzten Muskulatur ab. So ist zum Beispiel für Kniebeugen eine tiefere Atmung notwendig als für den Zehenstand.

Probieren Sie es doch gleich einmal aus! Bevor Sie richtig loslegen, koppeln Sie zunächst bei allen Übungen den Bewegungsrhythmus an Ihren Atemrhythmus. Sie werden feststellen, dass der Atemrhythmus der Geschwindigkeit Ihrer Bewegungen ganz natürliche Grenzen setzt.

Generell gilt: Die Kräftigung typisch vernachlässigter Muskelgruppen kann zwar unbedenklich empfohlen werden, aber in jedem Fall ist es sinnvoll, vorab einen Befund durch einen Physiotherapeuten erheben zu lassen.

Krafttraining und Blutdruck

Bestimmte Übungen und hohe Gewichtsbelastungen (besonders im mittleren und submaximalen Belastungsbereich) können zu einem starken Anstieg des Blutdrucks führen. Ein gesundes Herz-Kreislauf-System toleriert dies auch.

Wer jedoch unter Bluthochdruck leidet, muss auf bestimmte Kraftbelastungen verzichten! Klären Sie dies mit Ihrem Arzt ab. Generell gilt: Wer seine Blutdruckwerte nicht kennt, muss sie vor Aufnahme eines Krafttrainings unbedingt sorgfältig prüfen. Hochgradig fahrlässig wäre es, nach der Devise zu handeln: »Mein Blutdruck ist ganz bestimmt in Ordnung«.

Viele Menschen leiden in Deutschland an Bluthochdruck, ohne dass sie sich dessen bewusst sind.

Ein einzelner Trainingssatz sollte generell nicht mehr als etwa 90 Sekunden dauern. Die genaue Belastungsdauer und die Anzahl der Wiederholungen richten sich vor allem nach dem Trainingsziel.

Engagieren Sie einen Personal-Trainer!

Die Investition in einige Trainingsstunden mit einem Personal- Trainer ist mit Sicherheit lohnenswert. Leider ist es für den Normalbürger nicht einfach, hier die Spreu vom Weizen zu trennen.

Eine gute Alternative: Machen Sie einen Termin beim Sport-Physiotherapeuten. Er oder sie wird Ihnen in kürzester Zeit Ihre Schwächen aufzeigen, zum Beispiel verkürzte und schwache Muskeln, Bewegungseinschränkungen usw. und Ihnen praktische Tipps geben. Im Übungsteil dieses Buches finden Sie Übungen, mit deren Hilfe Sie diese Bereiche gezielt stärken können.

Wie oft trainieren?

Die untere Grenze wäre eine Trainingseinheit pro Woche. Hat man sich einmal ein optimales Kraftniveau erarbeitet, würde auch ein einmaliges intensives Ganzkörpertraining in der Woche für die reine Krafterhaltung ausreichen.

Nach der Eingewöhnungszeit wäre zweimal pro Woche zu empfehlen. Drei Trainingseinheiten bilden für ein primär gesundheitssportliches Training sicherlich die obere Grenze. Ausgesprochene Fitnesssportler können auf drei bis vier Einheiten pro Woche steigern. Wichtig: Auch nach der Eingewöhnungszeit sollte die Trainingshäufigkeit nicht sprunghaft erhöht werden.

Grundübungen oder Isolationsübungen

Sind an einer Übung viele Muskeln beteiligt, wie zum Beispiel beim Beinpressen, so spricht man von einer Grundübung bzw. einer komplexen Übung.

Wird ein einziger Muskel bearbeitet, zum Beispiel der Biceps des Oberarms bei den gleichnamigen Curls, handelt es sich um eine Isolationsübung. Deren Ziel ist es, einen Muskel möglichst isoliert zu trainieren. Allerdings lässt sich ein Skelettmuskel nie ganz isoliert trainieren, da an einer Bewegung stets auch andere Muskeln als Mitspieler beteiligt sind.

Beide Übungsformen haben ihre Berechtigung. Für ein unspezifisches Home Fitness-Krafttraining sollte aber fast ausschließlich mit komplexen Übungen trainiert werden, um viele Muskeln des Körpers anzusprechen.

So ermitteln Sie Ihre Kraftbelastung

Traditionell wird im Kraftsport die Intensität nach der Maximalkraftmethode bestimmt: Dabei entspricht ein schweres Gewicht, das nur ein einziges Mal bewegt werden kann, der hundertprozentigen Intensität. Die Bestimmung der Maximalkraft nach dieser Methode ist jedoch gerade für Anfänger oft problematisch. Auch sind die aus ihr abgeleiteten Trainingsbereiche kritisch zu sehen.

Dynamische Maximalkraft für Einsteiger

Eine sanftere Möglichkeit besteht darin, die Maximalkraft jeweils nur für eine einzelne Übung mit einem bestimmten Übungsziel festzulegen. Dabei stellen Sie fest, mit welchem Gewicht Sie eine bestimmte Anzahl von Wiederholungen bei einer Übung gerade noch schaffen. Verschiedene Anzahlen von Wiederholungen haben spezifische Wirkungen.

Ab etwa fünfzehn Wiederholungen beginnt man, Kraftausdauerreize zu setzen, und der Bereich zwischen sechs bis fünfzehn Wiederholungen fördert die Maximalkraft mit Betonung des Muskelaufbaus. Insgesamt gelten die folgenden Zahlen:

- ➔ ein bis sechs Wiederholungen: Maximalkraft, intramuskuläre Koordination
- ➔ sechs bis fünfzehn bzw. acht bis zwölf Wiederholungen: Maximalkraft, Muskelaufbau
- ➔ fünfzehn bis sechzig Wiederholungen: Kraftausdauer

Die Kraftausdauer ist eine optimale Mischform zwischen Kraft und Ausdauer. Je nach Ziel und Durchführung kann bei einer Übung die Betonung mehr auf Kraft (Kraftausdauer) oder auf Ausdauer (Ausdauerkraft) liegen. Je mehr Wiederholungen, desto stärker nimmt der Ausdaueranteil zu.

Dynamisches Krafttraining beinhaltet immer auch statische Anteile, insbesondere während der Ausgangs- und Endposition. Um Schädigungen der Gelenke zu vermeiden, müssen Sie auch in diesen Positionen die Spannung der Muskeln beibehalten. Deshalb gilt: Gelenke unter Druckbelastung, z.B. durch eine Kurzhantel, niemals ganz durchdrücken.

Beispiel für die Maximalkraft beim Latissimusziehen

Nehmen wir an, Sie möchten Ihre Rückenmuskulatur mit der Standardübung Latissimusziehen am Seilzug kräftigen und ein Muskelaufbautraining mit acht bis zwölf Wiederholungen durchführen.

Die Monotonie der Aufwärmsätze können Sie auflockern, indem Sie sich auf den Atemrhythmus konzentrieren und ihn bewusst ein wenig übertreiben.

Zunächst schätzen: Jetzt gilt es herausfinden, welches Gewicht für Sie bei dieser Übung und dieser Wiederholungszahl maximal erreichbar ist. Schätzen Sie ab, welches Gewicht wohl in etwa Ihre höchstmögliche Belastung wäre. Tippen Sie zum Beispiel auf 45 kg, sollten Sie die Übung mit dieser Belastung im Idealfall auf Anhieb zehnmal gerade noch schaffen. Dosieren Sie aber nicht Ihre Kraft, nur damit Sie auf die geschätzte Wiederholungszahl kommen. Sie müssen sich mit voller Kraft ins Zeug legen.

Eventuell andere Gewichte ausprobieren: Wenn Sie mehr als zwölf oder weniger als acht Wiederholungen geschafft haben, müssen Sie ein anderes etwas schwereres oder leichteres Gewicht testen. Warten Sie zuvor aber mindestens drei, besser fünf Minuten. Versuchen Sie es dann noch einmal. Falls Sie nun, um bei unserem Beispiel zu bleiben, mit 50 Kilogramm sieben Wiederholungen bewältigen, wäre dieses Gewicht Ihr Testergebnis, da die Muskulatur ja bereits vorermüdet war.

Von der Maximalbelastung Prozentsätze abziehen: Wenn Sie für die Übung 50 kg als Maximalbelastung festgelegt haben, müssen Sie davon noch einen größeren oder kleineren Prozentsatz abziehen, je nachdem, welchen Trainingsbereich Sie anstreben. Für die beiden Hauptbereiche des Krafttrainings gelten die folgenden Zahlen:

- ➔ Kraftausdauerorientiert: 30 – 65 Prozent
- ➔ Muskelaufbauorientiert: 65 – 85 Prozent

Sie trainieren nämlich nicht mit Ihrer hundertprozentigen Kraft, sondern je nach Trainingsziel mit einem Prozentanteil davon. Für ein kraftausdauerorientiertes Training müssten Sie von 50 kg 70 bis 35 Prozent abziehen, für ein muskelaufbauorientiertes Training 35 bis 15 Prozent. Die richtige Gewichtsbelastung für die erste Trainingsart würde also bei 15 bis 32,5 kg liegen, für die zweite bei 32,5 bis 42,5 kg.

Die Maximalbelastung sorgfältig festlegen

Die dargestellte Methode hat viele Vorteile. Da sie kaum Spielraum für Überforderung zulässt, ist sie besonders am Anfang und nach längeren Pausen gut geeignet. Wer aber schon länger als ein Jahr mehrmals pro Woche ein Krafttraining ausübt, wird eventuell ausbleibende Erfolge beklagen, wenn er mit dieser Methode arbeitet. Bei dem wiederholungszahlabhängigen Test wird nämlich stillschweigend vorausgesetzt, dass sich der Sportler maximal ausbelastet, was jedoch selten wirklich der Fall ist. Damit Sie nicht den Fehler machen und das Ergebnis eines »schwachen« Tages als Trainingsgrundlage ansetzen, sollten Sie sorgfältig vorgehen und den Test an verschiedenen Tagen wiederholen.

Die Anzahl der Sätze

Ein Satz ist eine bestimmte Anzahl an Wiederholungen, die Sie ohne Pause hintereinander bewältigen können. Wer über eine gewisse Trainingserfahrung verfügt, aber kein Leistungssportler ist, kann eine muskuläre Ausbelastung in einem einzigen Satz erreichen, wenn er sich maximal anstrengt. Weniger gut Trainierte sollten zwei, höchstens drei Sätze benötigen. Sich muskulär auszulasten ist deshalb entscheidend, weil die Muskeln nur dann permanent wachsen, wenn sie überschwellig beansprucht werden.

Muskeln sollten überschwellig beansprucht werden. Nur dann wachsen sie.

Die Geschwindigkeit macht's

Die Geschwindigkeit der Bewegung kann langsam, zügig oder schnell sein. Für eine Bewegungsdurchführung kann der gesamte Bewegungszyklus zum Beispiel sechs Sekunden dauern: Drei Sekunden für die konzentrische und drei Sekunden für die exzentrische Phase oder zwei Sekunden für die konzentrische und vier Sekunden für die exzentrische Phase.

Die nicht sehr genaue Bezeichnung »langsam, zügig, schnell« hat insofern ihre Berechtigung, als die tatsächliche Geschwindigkeit u. a. von der Zielsetzung, dem Bewegungsausmaß, dem Atemrhythmus und den individuellen Voraussetzungen abhängt.

6 s ←→ 30 (45) s ←→ 90 s

Maximalkraft — Kraftausdauer

← **Home-Fitness-Krafttraining** →

(6) 8 Wh. ←→ 12 (15) Wh. ←→ 60 Wh.

Laktat: (Ermüdungsstoff) Niedrig → Hoch

Blutdruck: Hoch → Niedrig

Nur für Fortgeschrittene – die Belastung haarfein festlegen

Zur Trainingssteuerung im Krafttraining werden hauptsächlich die Parameter Wiederholungszahl, Satzzahl und Pausendauer herangezogen. Man sollte beim Trainieren aber auch auf die Belastungsdauer eines einzelnen Satzes achten.

Aus der Abbildung oben ist ersichtlich, dass das Maximalkrafttraining zum Muskelaufbau für Fortgeschrittene durch die Belastungsdauer eines einzelnen Satzes von ca. sechs bis 45 Sekunden und Wiederholungszahlen von etwa sechs bis fünfzehn Wiederholungen gekennzeichnet ist. Als Benchmark sollten Sie ca. 30 Sekunden und zehn Wiederholungen anstreben.

Ob Sie nun aber 38 Sekunden und vierzehn Wiederholungen oder 32 Sekunden und neun Wiederholungen benötigen, ist nicht so entscheidend. Wichtiger ist, dass Sie darauf achten, die Muskulatur stark ermüdet und komplett ausbelastet zu haben, sodass Sie zu keiner weiteren Wiederholung mehr imstande sind. Extreme wie 45 Sekunden und nur sechs Wiederholungen oder nur zehn Sekunden und fünfzehn Wiederholungen sollten Sie vermeiden.

Je intensiver die Kraftübungen waren, umso länger sollte das Cool-down sein, da der Abbau des Ermüdungsstoffes Laktat zum Teil von dessen Länge abhängt.

Warm-up und Cool-down beim Krafttraining

Genauso wie beim Ausdauertraining ist auch beim Krafttraining ein Aufwärm- und Abwärmteil unerlässlich. Während beim Ausdauertraining das allgemeine und spezielle Aufwärmen ineinander übergehen, ist im Krafttraining ein spezielles Warm-up notwendig. Das allgemeine Warm-up des Krafttrainings sollte dabei unbedingt in Zusammenhang mit den nachfolgenden Kraftübungen stehen.

Aufwärmsätze

Nach dem allgemeinen Aufwärmtraining gehören so genannte Aufwärmsätze an den Anfang einer jeden Kraftübung. Bei Kraftmaschinen und Freihanteln wird dabei auf zusätzliche Gewichtsbelastungen durch Hantelscheiben, Steckgewichte usw. so gut es geht verzichtet und nur die Hantelstange(n) oder nur der Gewichtsschlitten benutzt.

Ist der eigene Körper das Trainingsmittel, gilt es, die Übungen möglichst zu vereinfachen: Kniebeugen werden nicht über den vollen Bewegungsumfang (Kniegelenkswinkel 90 Grad), sondern nur teilweise oder vereinfacht ausgeführt (z. B. nur bis Kniegelenkswinkel 140 Grad); an Stelle von Liegestützen (nur für Fitnesssportler geeignet!) werden »Gesundheitsliegestützen« auf den Knien gemacht.

Dehnen beim Warm-up

Als Teil des Warm-ups sind im Krafttraining auch Dehnungsübungen wichtig. Sie sollten allerdings nicht entspannend, sondern aktivierend sein. Langandauernde Muskeldehnungen sind beim Krafttraining-Warm-up fehl am Platz. Durch aktiv-dynamische Methoden wird vor dem Krafttraining darauf abgezielt, die Aktivität der Muskeln zu erhöhen. Kurze und schnelle Dehnreize, die nicht länger als fünf Sekunden dauern, führen über die Muskelspindeln zur Aktivierung der Muskeln. Viele Sprinter praktizieren diese Form der Dehnung kurz vor dem Start, um ihre Muskeln damit auf die schnellen, kräftigen Laufbewegungen vorzubereiten. Auch in vielen Aerobic-Kursen wird im Warm-up nach dieser Methode gedehnt.

Das Cool-down

Wichtig ist, dass Sie nach den Kraftübungen einige Minuten lang ausfahren oder auslaufen, da hierdurch die Muskeldurchblutung angeregt und der Laktatabbau beschleunigt wird. Erst anschließend sollten die beanspruchten, verkürzten und zur Verspannung neigenden Muskeln gedehnt werden. Ein verfrühtes Dehnen behindert die Muskeldurchblutung und somit die Regeneration. Die Dauer der Dehnungsübungen muss hier im Gegensatz zum Aufwärm-Dehnen beim Krafttraining wieder länger sein.

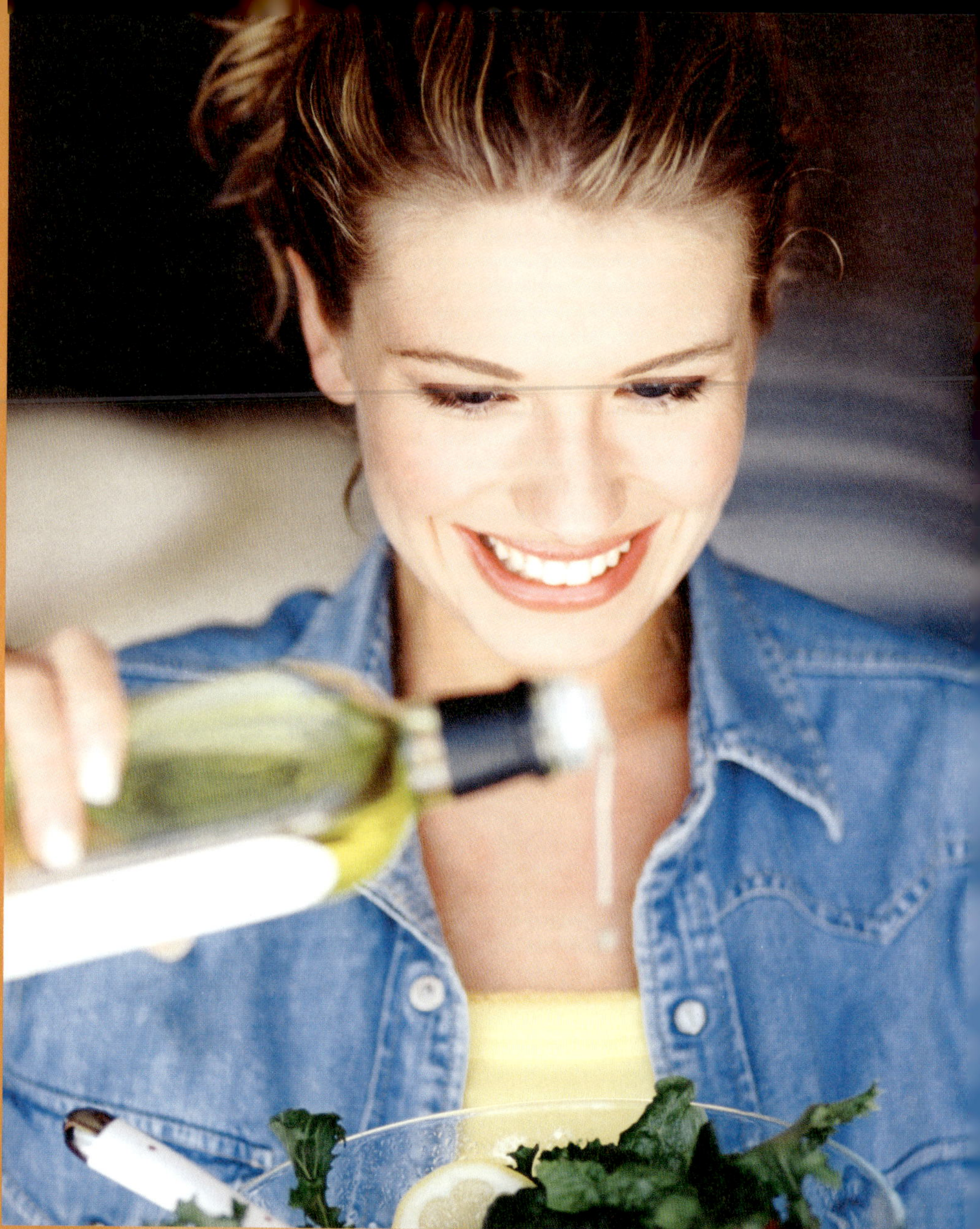

Fatburning mit Dauergarantie

Ernährung und Bewegung

Unzählige Diäten versprechen erfolgreiches Abnehmen in Tausenden von Varianten. Bei entsprechend diszipliniertem langfristigem Einsatz ist es auch durchaus möglich, über eine Diät Gewicht zu verlieren. Eine Kombination aus angepasster Ernährung und Sport funktioniert jedoch wesentlich schneller, effektiver, ist gesünder und macht zudem mehr Spaß!

Reduzieren Sie Ihren Fettkonsum

Unser Wohlstandsalltag ist geprägt durch mangelnde und falsche Bewegung. Die meisten Menschen üben einen so genannten Sitzberuf aus und selbst die Anfahrtswege zum Arbeitsplatz reduzieren wir auf ein Bewegungsminimum. Zudem essen wir generell zu viel Fett, wobei auch die versteckten Fette in den Nahrungsmitteln eine wichtige Rolle spielen. In den Industrieländern liegt der Anteil von Fett an der Nahrungsenergie bei mehr als 40 Prozent und damit deutlich über der Empfehlung der »Deutschen Gesellschaft für Ernährung e.V.« von 25 bis 30 Prozent. Übergewicht kommt aber auch bei Menschen vor, die sich bewusst und durchaus erfolgreich fettarm ernähren. In solchen Fällen ist häufig die unverhältnismäßig hohe Zuckeraufnahme für das erhöhte Körperfett zuständig. Sie sorgt für schwankende Zucker- und Insulinspiegel und behindert dadurch die Fettverwertung. Wenn Sie mehr zu sich nehmen, als Sie tatsächlich verbrauchen, sind Problemzonen und Übergewicht unvermeidlich, da der Körper das Zuviel als Fett einlagert.

Wenn Sie den Omega-3-Fettsäure-Anteil in der Nahrung nicht nur durch den Verzehr von Fisch erhöhen möchten – sei es auf Grund von Allergien oder wegen der Schadstoffbelastung der Fische –, können Sie als Alternative auf Fischölkapseln, die nicht belastet sind, zurückgreifen. Unserer Ansicht nach ist das eine der wenigen sinnvollen Nahrungsergänzungen.

Diese Fette braucht Ihr Körper

Ein wichtiger Schritt zum Abbau des Körperfetts ist eine Senkung des Nahrungsfetts auf 25 bis 30 Prozent des Gesamtnahrungsanteils. Das Gesamtfett sollte dabei zum größten Teil aus ungesättigten Fettsäuren bestehen. Einfach ungesättigte Fettsäuren (Olivenöl, Avocados) sind gesundheitsfördernd und können vom Organismus problemlos verwertet werden. Mehrfach ungesättigte Fettsäuren sind besonders wichtig. Unser Organismus kann sie nicht selbst bilden, sie sind essenziell, sodass sie über die Nahrung zugeführt werden müssen. Wichtig ist, dass Sie Ihrem Körper Omega-3- und Omega-6-Fettsäuren in einem optimalen Verhältnis bieten. Der Anteil der Omega-3-Fettsäuren sollte dabei möglichst hoch sein.

Die tägliche Kontrolle des Körperfettanteils ist überflüssig. Das gelegentliche Messen – etwa alle 14 Tage – genügt, um präzise Ergebnisse zu erhalten.

Diese Fette sollten Sie vermeiden

Auf gesättigte Fettsäuren in Käse, Wurst, Butter, Milch, Eiern usw. kann weitgehend verzichtet werden, sie sind nicht essenziell. Da unter allen Fettsäuren das Transfett die gravierendsten Folgen für die Gesundheit hat, sollten Sie Produkte, in denen es enhalten ist, von Ihrem Speisezettel streichen. Dazu gehören Margarine(!), Bratfett, Chips, Nougatcremes, viele Süßigkeiten und hocherhitzte H-Milch. Transfett ist nicht natürlich, es entsteht bei der Verarbeitung (Erhitzung, Härtung) bestimmter Lebensmittel.

Stellen Sie auf eine angepasste Ernährung um

Ein zweiter wichtiger Schritt zum Abnehmen ist die Abstimmung Ihrer Ernährung auf Ihre Alltagsanforderungen und Ihre sportlichen Aktivitäten. Mit einer so genannten angepassten Ernährung legen Sie schon am Vormittag die Grundlage für einen körpergerechten, sportlichen Nachmittag und Abend.

Bei der angepassten Ernährung geht es nicht nur darum, weniger zu essen, sondern auch darum, so zu essen, dass Sie Ihre körperlichen Aktivitäten für ein Fatburning optimal bestreiten können. Angepasste Ernährung hat zum Ziel, den Blutzucker so lange wie möglich auf demselben Niveau zu halten. Am einfachsten gelingt Ihnen das, wenn Sie für eine gute Polysaccharid-Grundlage sorgen, die Sie durch Zwischenmahlzeiten regelmäßig wieder auffrischen. Polysaccharide sind komplexe Kohlenhydrate. Für die meisten von uns spielt eine Nahrung, die reich an komplexen Kohlenhydraten ist, die Schlüsselrolle im Kampf gegen zu viel Körperfett.

Bevorzugen Sie komplexe Kohlenhydrate

Je mehr Bausteine (so genannte Saccharide) Kohlenhydrate besitzen, umso länger können Gehirn, Nerven und Muskeln von ihnen zehren. Dementsprechend unterscheidet man Einfachzucker bzw. Monosaccharide, Zweifachzucker bzw. Disaccharide und Mehrfachzucker bzw. Polysaccharide.

Einem bedrohlichen Blutzuckerabfall begegnet man am besten mit direkter Glukose-Zufuhr, z. B. durch die Einnahme von Traubenzucker, dem Einfachzucker schlechthin. Für eine lang anhaltende, gleichmäßige Wirkung hingegen ist die Zufuhr von Polysacchariden, also komplexen Kohlenhydraten, ratsam. Und selbst Genießer werden nicht enttäuscht sein, da eine kohlenhydrat- und ballaststoffreiche Mahlzeit zusammen mit fettarmen Eiweißlieferanten für einen vielfältig gefüllten Teller sorgt. Gemüse, fettarmer Fisch und Vollkornprodukte sind aufgrund ihrer »kalorischen Minderwertigkeit« voluminöser und daher schneller sättigend als fettreiche Mahlzeiten.

Die Glykogenspeicher sind leider nicht so groß wie die Fettspeicher, sodass es nicht möglich ist, sie durch eine einmalige Mahlzeit am Tag komplett zu füllen. Deshalb sollten Sie mit Zwischenmahlzeiten regulierend eingreifen.

Der glykämische Index entscheidet

Komplexe Kohlenhydrate sind unter anderem in Vollkornprodukten (Vollkornbrot, Vollkornnudeln, Vollkornmüsli), braunem Reis, Kartoffeln, Hülsenfrüchten und Gemüse enthalten. Diese Produkte weisen einen niedrigen glykämischen Index (GI oder GLYX) auf. Der glykämische Index bezeichnet die Schnelligkeitsrate, mit der ein Nährstoff den Blutzucker in die Höhe treibt. Polysaccharide mit niedrigem glykämischem Index sorgen dafür, dass das Leistungsvermögen über einen relativ langen Zeitraum hinweg nur langsam nachlässt, während etwa Traubenzucker den Blutzucker schnell ansteigen und nach Insulinausschüttung schnell wieder abfallen lässt. Monosaccharide sind neben Traubenzucker zum Beispiel in weißem Zucker, Weißmehl und weißem Reis enthalten.

Das durch Monosaccharide ausgelöste ständige Auf und Ab des Blutzuckerspiegels kann den Fettabbau bremsen. Deshalb sollten Sportler auch nicht unmittelbar nach dem Training kohlenhydratreiche Nahrung mit hohem glykämischem Index zu sich nehmen.

Trainierte weisen höhere Glykogenspeicher in der Leber und in den Muskeln auf. Sie sind deswegen seltener von Heißhungerattacken betroffen als Untrainierte.

Komplexe Kohlenhydrate: wichtig für Neueinsteiger

Wenn Sie Trainingsneueinsteiger sind, sollten Sie den Kohlenhydratanteil in Ihrer Nahrung unbedingt erhöhen. Wir empfehlen als Zusammensetzung der Energiezufuhr 55 bis 60 Prozent Kohlenhydrate, 25 bis 35 Prozent Fett und 10 bis 15 Prozent Eiweiß.

Im Gegensatz zu Trainierten verwendet der Organismus von Untrainierten während sportlicher Belastung bevorzugt Kohlenhydrate als Energiequelle. Sportler hingegen haben ihren Fettstoffwechsel bereits derart trainiert, dass sie selbst bei submaximalen Belastungen Fette zur Energiegewinnung heranziehen. Wenn Sie jedoch noch nicht so weit sind, müssen Sie für gefüllte Glykogenspeicher sorgen. Beginnt das Training mit vorentleerten Glykogenspeichern, kann es sein, dass Sie nicht lange genug durchhalten, um das Training effektiv zu gestalten. Zwar wird dadurch die Fettmobilisation forciert, gleichzeitig aber wird es schwerer, das Hauptziel Fitness zu erreichen.

Die Kohlenhydratspeicher in den Muskeln und in der Leber wären pauschal gesagt für etwa ein bis zwei Stunden intensive sportliche Belastung ausreichend. Die riesigen Fettspeicher hingegen befinden sich im Unterhautfettgewebe und in den Muskeln, wobei das Unterhautfettgewebe der »Hauptbösewicht« ist.

Kohlenhydratversorgung für Fitnesssportler

Ambitionierte Fitnesssportler, die ein sportliches Ziel verfolgen und z.B. an einem Inline-Skate-Marathon teilnehmen möchten, müssen ihre Kohlenhydratversorgung anders gestalten als Gesundheitssportler.

Angenommen, Sie trainieren in den Abendstunden und möchten während des Trainings topfit sein, sollten auch Sie tagsüber auf eine ausgewogene, kohlenhydratreiche Ernährung achten. Bis zu zwei Stunden vor der sportlichen Aktivität können Sie eine größere Mahlzeit zu sich nehmen, die sich durch einen niedrigen glykämischen Index auszeichnet. Im Gegensatz zu Gesundheitssportlern sollten Sie aber auch kurz vor und während des Trainings Kohlenhydrate zu sich führen, nun aber verstärkt solche mit mittlerem bis hohen glykämischen Index. Obst wie ein bis zwei Bananen vor der Aufnahme des Trainings schadet nicht, denn es ist leicht verdaulich und gibt die nötige Energie, Bestleistungen zu erzielen.

Drinks und Snacks für Fitnesssportler

Während der Belastung eignen sich Sportlerdrinks. Der Kauf solcher Getränke ist jedoch meist überflüssig, da Sie sie genauso gut selbst zubereiten können. Ungesüßte Fruchtschorlen wie die klassische Apfelschorle im Verhältnis Fruchtsaft – Wasser 1:3 bis 1:1 sind nach wie vor ideale Getränke für sportlich Aktive. (Grün-)Tee mit Honig eignet sich ebenso gut wie Mineralwasser, das mit Maltodextrin-Pulver angereichert wird.

Nach dem Sport ist es für Fitnesssportler wichtig, die entleerten Glykogenspeicher rasch wieder aufzufüllen, da sonst die Regeneration behindert werden kann.

Dafür eignen sich leicht verdauliche Snacks mit einem mittleren bis hohen glykämischen Index wie z. B. Frucht-Kefir, Sportcocktails und Energie-Riegel. Sobald wie möglich sollte dann eine größere energiereiche Mahlzeit folgen.

Sie sollten sich also merken, dass der glykämische Index der Mahlzeiten an einem Tag mit Blick auf das Training von niedrig über mittel bis hoch verläuft und danach wieder umgekehrt. Wer abends trainiert, sollte »wie ein Kaiser« frühstücken, um die nötige Energie für eine erfolgreiche Trainingseinheit zu speichern. Aber auch nach dem Training dürfen und sollten Sie noch einmal kaiserlich speisen.

Ein zu hoher Körperfettanteil stellt nicht nur eine Risikodisposition für Herz- und Gefäßkrankheiten dar, sondern belastet häufig auch das Selbstwertgefühl.

Ernährungstipps zur Reduzierung des Körperfetts

Das Geld, das Sie für industrielle Fatburner wie z. B. L-Carnitin ausgeben, ist sinnvoller für den Kauf von natürlichen Fettblockern verwendet. Denn die meisten Fatburner entfalten ihre volle Wirkung erst bei zusätzlicher Bewegung, wohingegen bioaktive Stoffe viel früher zum Einsatz kommen, weil sie die Speicherung des Fetts behindern, etwa durch die Erhöhung der Durchlaufgeschwindigkeit der Nahrung durch den Darm. In einer ausgewogenen obst- und gemüsereichen Ernährung sind solche Stoffe ausreichend vorhanden.

Damit Sie Ihre Ernährung auf Ihre wahren Bedürfnisse im Alltag problemlos anpassen können, haben wir hier einige Tipps für Sie zusammengestellt:

→ Trinken Sie ausreichend, mindestens 2,5 Liter pro Tag, aber keine kalorienreichen Softdrinks, sondern Wasser, ungezuckerte Fruchtsäfte und Tees. Übrigens: Wissenschaftliche Beweise stehen zwar (noch) aus, aber Pu-Erh- und Oolong-Tee werden insgeheim schon zu den Fettblockern gezählt!

- Führen Sie ein Ernährungstagebuch, sodass Sie Ihr Verhalten genau nachvollziehen können: Wann esse ich Süßes? Warum? Gab es in dieser Situation Alternativen? Was sind mögliche Alternativen (Obst, Gemüse)?
- Unterteilen Sie Ihren täglichen Speiseplan in vier bis fünf Mahlzeiten und beziehen Sie den glykämischen Index bei der Planung mit in Ihre Überlegungen ein.
- »Take five«: Nehmen Sie täglich mindestens drei, besser aber fünf Portionen Obst und Gemüse zu sich (ca. 650 g). Achten Sie generell auf einen hohen Anteil an Ballaststoffen in Ihrer Nahrung, ergänzen Sie z. B. Ihr Müsli mit geschroteten Leinsamen oder aufgequellten Flohsamen.

Fatburning durch Bewegung

Auch wenn Sie bisher zu den Sportmuffeln gehörten, kommen Sie an einer Wahrheit nicht vorbei: Eine durch stetige Bewegung erworbene Fitness muss das oberste Ziel sein. Das Fatburning (Fettverbrennung/Fettoxidation) ist dann eine automatische Begleiterscheinung. Alles andere, wie zum Beispiel schnellstmögliche Gewichtsabnahme, ist zu kurzfristig gedacht. Eine allgemeine Regel für Trainingsanpassungen im Sport besagt nämlich: Was schnell erreicht wird, verschwindet genauso schnell wieder. Auch Problemzonen wie ein zu dicker Bauch oder zu dicke Oberschenkel lassen sich nicht isoliert abbauen. Man kann Sie zwar durch Training straffen, wenn aber Fett im Unterhautfettgewebe verbrannt wird, geschieht das gleichzeitig am ganzen Körper und leider nicht gezielt an den Problemzonen.

Der Begriff Fatburning ist irreführend, da er Passivität vorgaukelt und suggeriert, dass der Fettabbau nebenbei ohne aktive Beteiligung geschähe.

Zwei Ansätze: Kraft und Ausdauer

Im sportlichen Training gibt es vor allem zwei Ansätze zur Fettverbrennung, die allerdings nicht isoliert voneinander betrachtet werden dürfen: Vereinfacht gesagt wird durch Ausdauertraining Fett akut, durch Krafttraining Fett permanent oder chronisch verwertet. Sie können sich das leicht mit der Eselsbrücke Ausdauertraining – akut, Krafttraining – chronisch merken.

Krafttraining führt zu mehr Muskelmasse und erhöht den Grundumsatz an Nährstoffen, Ausdauertraining den Leistungsumsatz. Bei beiden Methoden wird die Fettverbrennung mit zunehmendem Trainingszustand immer besser: Wer fitter ist, kann ein längeres Ausdauertraining betreiben und dadurch mehr Fett verbrennen. Wer eine größere Muskelmasse besitzt, verbraucht chronisch mehr Fett. So baut sich eine positive Spirale auf.

Fatburning durch Ausdauertraining

Ein Ausdauertraining, das auf Fatburning (Fettverbrennung/Fettoxidation) abzielt und Gesundheit und Fitness verbessern soll, muss aerob (mit Sauerstoff) ablaufen. Bei anaerobem Training werden fast nur Kohlenhydrate verbrannt und nahezu kein Fett. Beim Training spricht man von der aeroben (griechisch: aer = Luft) Arbeitsleistung des Organismus, wenn sich Sauerstoffaufnahme und -verbrauch etwa die Waage halten. Beim Ausdauertraining liegt der aerobe Bereich innerhalb der so genannten Gesundheits- bzw. Fitnesszone mit 60- bis 85-prozentiger Belastungsintensität. Ab etwa 85-prozentiger Intensität nimmt der sauerstofflose, anaerobe Anteil zu, was bedeutet, dass der Sauerstoffbedarf höher ist als das Angebot. In diesem Belastungsbereich wird kaum noch Fett verbrannt. Abgesehen davon ist ein Training zwischen 85 bis 100 Prozent der maximalen Herzfrequenz eine hohe Stressbelastung für den Organismus, die langfristig auch das Immunsystem schwächen kann. Bei wenig trainierten Menschen kann das Herz-Kreislauf-System schnell überfordert werden, sodass es auch zu ernsthaften Problemen bis hin zum Kreislaufkollaps kommen kann.

Bei dominant-anaerober Arbeit, z. B. bei einem 400-m-Lauf, wird der Mehrbedarf am Ende der Belastung wieder ausgeglichen; daher das minutenlange Hecheln der Läufer im Ziel. Zusätzlich fällt viel Laktat an, das Salz der Milchsäure. Es sorgt dafür, dass die Belastung abgebrochen werden muss, da die Muskeln übersäuern.

Kleines Stoffwechsel-1x1 zum Fatburning durch Ausdauer

Der muskuläre Energiestoffwechsel kann, wie bereits ausgeführt, aerob oder anaerob verlaufen. Meist mischen sich beide Formen und eine von beiden überwiegt. Vereinfacht gesagt verwandelt der Körper bei Bewegung chemische Energie (Nährstoffe) in physikalische Energie (Bewegung) um. Die Energie wird frei, wenn der Körper Adenosintriphosphat (ATP) aufspaltet. Da der ATP-Vorrat des Organismus jedoch äußerst begrenzt und schon nach einem kurzen Sprint fast ganz aufgebraucht ist, muss im muskulären Energiestoffwechsel das ATP wiederhergestellt werden. Diese Aufgabe übernehmen im Ausdauertraining Kohlenhydrate und Fette und zum Teil auch Eiweißstoffe.

Gute Nachricht für Schokoholics. Schokolade mit einem Kakaoanteil von mindestens 60 Prozent ist aufgrund eines niedrigen glykämischen Index ab und zu als kleiner Snack durchaus erlaubt.

Fettstoffwechseltraining – so geht's

Fette werden während der sportlichen Belastung für die Resynthese des ATP nur genutzt, wenn die Belastungsintensität relativ niedrig ist und bei etwa 65 Prozent liegt. Gut trainierte Fitnesssportler können auch bis hin zum submaximalen Bereich Fett verwerten. Da Fett eher träge ist, wird für seine Verwertung viel Sauerstoff benötigt. Ab einer Belastungshöhe von etwa 85 Prozent kann nicht mehr ausreichend Sauerstoff aufgenommen werden, sodass fast nur noch Kohlenhydrate zur ATP-Resynthese genutzt werden. Für den ersten Schritt eines erfolgreichen Problemzonentrainings ist daher eine derart intensive Belastung kontraproduktiv.

Lange Belastung führt zum Fatburning

Um den Körper zur Verwendung von Fettvorräten zu bringen, empfiehlt sich ein regelmäßiges, moderates und möglichst langes Ausdauertraining. Zum Beispiel eine relativ flotte Wanderung. Dabei ist die Fettoxidation zwar bereits vom ersten Schritt an aktiv, aber in den ersten zehn bis fünfzehn Minuten muss sie sich erst langsam an die erhöhte Belastung anpassen. Nach etwa einer Viertelstunde steigt der Fettanteil am Energieverbrauch an, was je nach Trainingszustand stark schwanken kann. Je länger man nun wandert, umso stärker wird das ATP durch die Oxidation von Fett resynthetisiert, da sich die Kohlenhydratspeicher kontinuierlich entleeren. Bei entsprechend Trainierten kann der Fettanteil am Energieverbrauch nach einer Weile um die 70 Prozent betragen!

Würden Sie sich jetzt aber sofort die Wanderstiefel anziehen, wären Sie vom Ergebnis wahrscheinlich enttäuscht. Wirksam sind diese Prozesse nämlich nur, wenn der Trainingszustand sehr gut ist, die Belastungsintensität mittels Messung der Sauerstoffaufnahme genau kontrolliert wird und die Wanderung nicht weniger als sechs Stunden dauert! Lassen Sie es lieber langsam, aber stetig angehen. Dann halten Sie insgesamt besser durch.

Fatburning durch Krafttraining

Beim Krafttraining werden fast ausschließlich die Energiespeicher genutzt, die die Resynthese des ATP ohne Sauerstoff, also anaerob, bewirken. Deshalb verbrennt der Organismus während des Krafttrainings relativ wenig Fett. Wenn jemand sich jedoch eine bestimmte Muskelmasse erarbeitet hat, kommt es durch den hohen Grundumsatz permanent zu einer besseren Fettverbrennung. Bodybuilder sind daher Fatburner schlechthin, sie müssen sogar aufpassen, nicht zu viel Fett zu verlieren. Aber keine Angst! Krafttraining kann auch so gestaltet werden, dass Sie deswegen nicht wie Mister Universum aussehen.

Messen Sie doch mal das Verhältnis von Ihrem Taillen- zu Ihrem Hüftumfang. Männer sind beim Verhältnis 1 : 1 noch im grünen Bereich; bei Frauen sollten die Proportionen 0,8 : 1 nicht überschreiten.

Anaerob-alaktazide und anaerob-laktazide Trainingsformen

Krafttraining kann ohne und mit vermehrter Anhäufung von Laktat, dem Ermüdungsstoff, geschehen. Im ersten Fall spricht man von anaerob-alaktazider, im zweiten Fall von anaerob-laktazider Energiebereitstellung. Die Belastungsdauer, gekoppelt mit der Intensität, ist hauptverantwortlich dafür, welche Form der Energiebereitstellung genutzt wird. Wer die Trainingsserie innerhalb von 30 Sekunden abschließt, wird weniger Laktat produzieren. Je länger die Belastung bei hoher Intensität dauert, umso stärker wird die Konzentration des Laktats ansteigen, bis sie zur Ermüdung und zum Abbruch der Kraftübung führt.

Anaerob-laktazides Kraftausdauertraining fürs Bodyshaping

Bei einem anaerob-laktaziden Training (30 bis 90 Sekunden), wird die Kraftausdauer trainiert. Durch Kraftausdauertraining wird die Muskulatur weniger zu Dickenwachstum (Hypertrophie) angeregt als durch ein Maximalkrafttraining, das dem Muskelaufbau dient. Deswegen ist diese Form des Krafttrainings besonders bei Frauen beliebt. Oftmals wird das Kraftausdauertraining mit geringer Intensität betrieben, sodass die Belastungsdauer von 90 Sekunden stark überschritten werden kann. Das geschieht in vielen Bodyshaping-Kursen. Je weiter dies dann ausgedehnt wird, umso stärker liegt die Betonung auf Kraftausdauertraining.

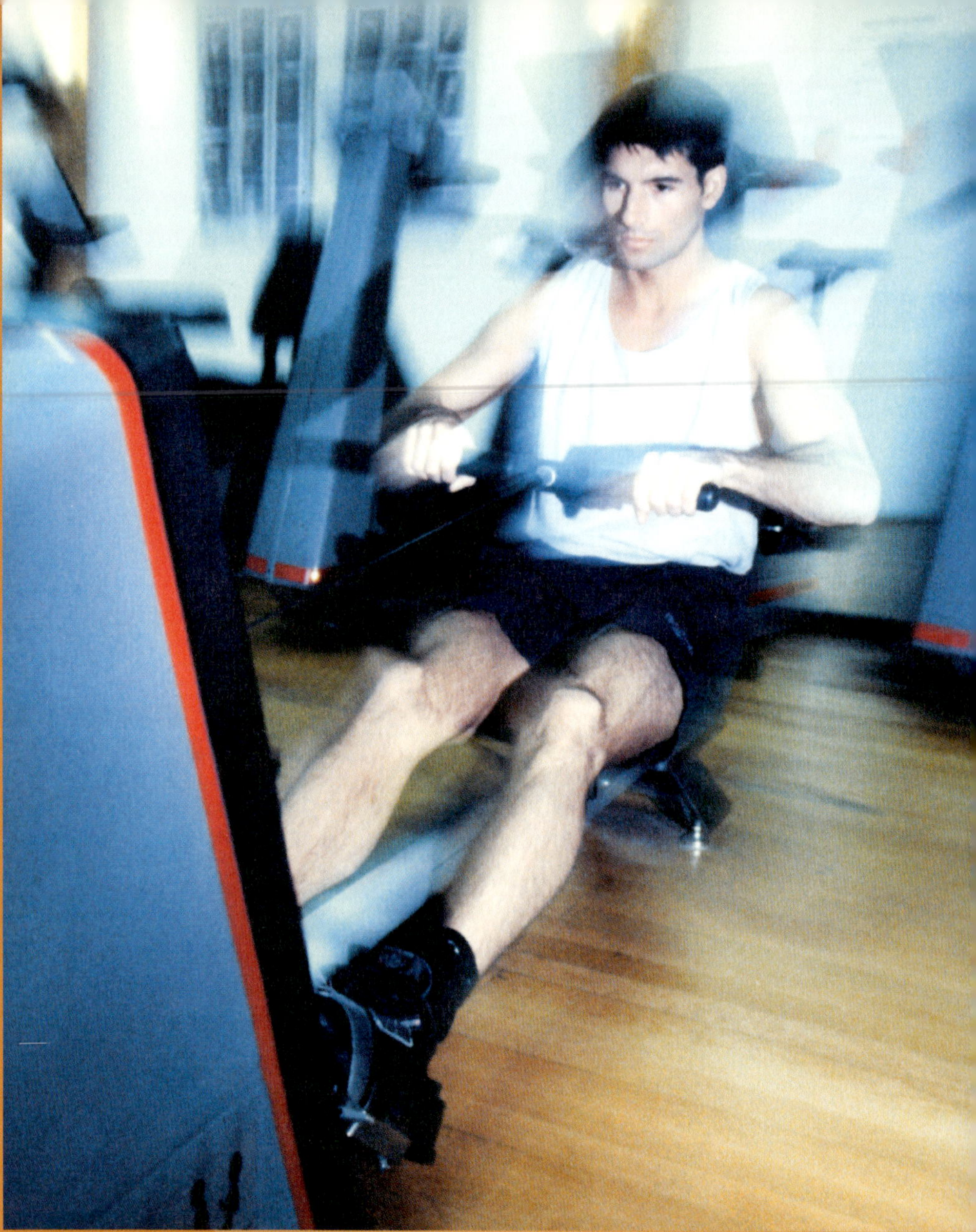

Auf dem Prüfstand

Home Fitness Geräte

Das Angebot an Home Fitnessgeräten ist in den vergangenen Jahren enorm gewachsen, sodass Sie aus einer nahezu überwältigenden Vielfalt interessanter Angebote wählen können. Aber wer die Wahl hat, hat auch die Qual! Als Entscheidungshilfe für eine optimale Auswahl werden Ihnen in diesem Kapitel die wichtigsten Home Fitnessgeräte fundiert und mit entscheidenden Zusatztipps vorgestellt.

Gut informiert - richtig auswählen

Als Ausdruck eines neuen Lebensstils ist das gute Körpergefühl ein Trend, der sich in den letzten Jahren zunehmend herauskristallisiert hat. Fitness und körperliches Wohlbefinden, Stressabbau und Fettverbrennung sind die damit verknüpften Schlagworte, die in den Medien unübersehbar präsent sind. Da der moderne Sporttreibende individualistisch und auf zeitliche Flexibilität ausgerichtet ist, werden die traditionellen Vereinssportarten durch neue Bewegungsalternativen herausgefordert. Die Vielfältigkeit des Angebots führt aber nicht nur zu mehr Spaß, sondern auch zu einer Verunsicherung für den Freizeitsportler, der sich für eine Bewegungsart entscheiden will.

Achten Sie unbedingt darauf, dass Ihnen das Trainieren auf dem Gerät Spaß macht. Kein Gerät ist sinnvoll, wenn Sie es nicht gerne benutzen.

Entscheidungshilfen für den Kauf

Insbesondere der Bereich Home Fitness hat sich in den letzten fünf Jahren stark weiterentwickelt. Waren bis vor zehn Jahren Heimtrainer und Kraftstation die ultimativen Trainingsgeräte für den Hausgebrauch, so steht heute ein wesentlich breitgefächerteres Angebot an Ausdauer- und Krafttrainingsgeräten zur Auswahl. Um diese Vielfalt für Sie transparenter zu machen und Ihnen die Wahl des für Sie optimalen Geräts zu erleichtern, zeigen wir Ihnen Technik und Wirkung der wichtigsten Produkte im Detail auf. Wir beschreiben, welche Trainingsziele mit welchem Gerät erreicht werden können und welche Kriterien beim Kauf wichtig sind.

Wichtige Trainingstipps

Trotz vieler Vorteile, die die Home Fitness bietet, ist der Heimsportler mit einem Nachteil konfrontiert: Es ist kein Trainer anwesend, der ihn auf eventuell falsche Bewegungsausführungen aufmerksam macht oder einen sinnvoll abgestimmten Trainingsplan erstellt und auch kontrolliert. Deshalb weisen wir in den folgenden Abschnitten immer wieder auf wichtige Fehlerquellen hin und geben Anregungen, wie Sie Ihr Training optimal gestalten können.

Lesen Sie diese Trainingshinweise aufmerksam durch und setzen Sie sie um. Dafür werden Sie mit Spaß, Fitness und mehr Gesundheit belohnt.

Wechseln Sie nach Möglichkeit die Sportarten und auch den Bewegungsraum regelmäßig ab. Ein reines Indoortraining hat auf Dauer noch keinen begeistert, und den Spaß am Sport in der Natur kann keine Maschine voll ersetzen.

Ausdauer oder Kraft? Am besten beides!

Beim Thema Fitness unterscheidet man grundsätzlich zwei Richtungen: Zum einen den Ausdauer- oder Kardiobereich und zum anderen alles, was in Verbindung mit Krafttraining steht. Im Bereich Ausdauer- bzw. Herz-Kreislauf-Training haben sich das Heimfahrrad, der Ellipsen- bzw. Crosstrainer und das Laufband als die beliebtesten und effektivsten Alternativen herauskristallisiert. Im Bereich des Kraftsports reicht die Palette vom Bauchtrainer über einfache und multifunktionale Trainingsbänke bis hin zu vielseitigen Kraftmaschinen zum Muskulaturaufbau.

Für Ihre Gesundheit ist beides notwendig

Im Allgemeinen werden für den Hausgebrauch Ausdauergeräte bevorzugt. Das Verhältnis liegt etwa bei 70 bis 80 Prozent gekauften Ausdauergeräten zu 20 bis 30 Prozent Krafttrainingsgeräten. Die meisten Menschen begründen ihre Wahl damit, dass allgemeines Wohlbefinden und Gewichtsreduktion am wichtigsten für sie sind. Und tatsächlich ist Ausdauertraining für das Herz-Kreislauf-System und die Anregung des Fettstoffwechsels unglaublich wertvoll.

Dennoch ist Krafttraining nicht durch Ausdauertraining zu ersetzen. Eine gekräftigte Muskulatur entlastet Gelenke und Wirbelsäule und beugt somit vorzeitigem Gelenkverschleiß, Osteoporose, Bandscheiben- und Rückenschmerzen vor. Mit zunehmendem Alter schwinden zudem die Muskeln erheblich und um diesem Schwund vorzubeugen, gibt es nichts Besseres als ein ausgleichendes Krafttraining.

Da also beide Bereiche wichtig sind, sollten Sie dafür sorgen, dass auch die für Sie persönlich unwichtigere Trainingsart nicht zu kurz kommt, selbst wenn Sie dafür kein Gerät kaufen. Eine mögliche Lösung für das Dilemma Kraft oder Ausdauer liegt im Kauf eines Kombi- bzw. Ganzkörpergeräts. Climber, Skilanglauftrainer und das Rudergerät stellen eine solche sinnvolle Kombination von Ausdauer- und Krafttraining dar und trainieren den ganzen Körper. Auf Seite 83 finden sie eine Übersicht, die sinnvolle Kombinationen von Ausdauer- und Kraftgeräten enthält.

Beachten Sie beim Kauf, welche Ausstattung und Eigenschaften für Sie als Benutzer wichtig sind. Wenn Sie bestimmte Funktionen nicht nutzen, sollten Sie auch kein Geld dafür ausgeben. Überlegen Sie aber genau, ob eine Funktion, die für Sie heute nicht von Bedeutung ist, vielleicht morgen schon Ihr Wunsch sein könnte.

Technisches Glossar

Bei der Auswahl des für Sie geeigneten Gerätes sollten verschiedene Kriterien beachtet werden. Um Verwirrung zu vermeiden, werden wir vorab im technischen Glossar die wichtigsten Begriffe klären, die auch später bei den einzelnen Geräten immer wieder auftauchen. Sie beziehen sich auf die Technologie, mit der die Geräte ausgestattet sind.

Schwungscheibe / Schwungmasse

Die Schwungscheibe ist ein zentraler Bestandteil des Antriebsmechanismus bei Geräten mit Pedalmechanismen (z. B. Heimfahrrad, Ergometer, Cross- oder Ellipsentrainer). Das Gewicht der Schwungscheibe und die Übersetzung der Antriebsscheiben zur Schwungscheibe sind dabei ausschlaggebend für den Rundlauf und den Schwierigkeitsgrad der Bewegung.

Das System kann mit dem Kettenmechanismus bei einem Freizeitfahrrad verglichen werden. Ist die Schwungscheibe zu schwer, so ist vor allem der Antritt, aber auch der anfängliche Widerstand relativ hoch. Bei einem zu geringen Gewicht der Schwungscheibe wird die Bewegung unrund und der Widerstand kann nur minimal erhöht werden, da ein wenig gebremstes Gewicht nur wenig Widerstand hervorbringt und weniger gut dosierbar ist.

Für ein sinnvolles und flexibles Home Fitnesstraining sollte ein Heimfahrrad mit einer Schwungscheibe von mindestens fünf Kilogramm ausgestattet sein.

Bremssysteme

Um das Training zu intensivieren, kann bei Geräten mit Tretmechanismen (Heimfahrrad, Ergometer, Crosstrainer) der Widerstand erhöht werden. Dies geschieht durch das Bremsen der Schwungscheibe. Technologisch gibt es für die Erzeugung einer höheren Bremskraft verschiedene Varianten:

Für die Gestaltung des Trainings sind vorprogrammierte Trainingsprogramme sehr hilfreich.

Die **Backenbremse** funktioniert wie bei einem herkömmlichen Fahrrad. Zwei Klötze, links und rechts an der Schwungscheibe, werden bei Erhöhen des Widerstandes an die Schwungscheibe herangeführt. Je fester die Klötze auf die Schwungscheibe drücken, desto höher der Widerstand. Es entsteht ein Reibungsgeräusch und Materialverschleiß, sodass die Bremsklötze mit der Zeit erneuert werden müssen.

Die **Bandbremse** ist eine weitere Möglichkeit, den Widerstand zu erhöhen. Dabei ist ein synthetisches Band direkt um die Schwungscheibe gelegt. Über eine manuelle Verstellmechanik im Lenkerbereich kann das Band fester gespannt werden, wodurch sich der Widerstand erhöht. Auch hier entsteht ein Reibungsgeräusch, und es kommt zu Materialverschleiß, sodass das Bremsband nach einiger Zeit erneuert werden muss.

Die **Magnetbremse** ist eine qualitativ hochwertige und effektive Lösung der Bremskrafteinstellung. Bei der Magnetbremse sind um die Schwungscheibe Magnete angeordnet, deren Position entweder elektronisch über einen Stellmotor oder manuell im Lenkerbereich justiert werden kann. Je näher die Magnete an die Schwungscheibe herangeführt werden, desto stärker wirkt die Magnetkraft auf die Schwungscheibe ein, wodurch sich der Tretwiderstand erhöht. Wird der Abstand der Magnete zur Schwungscheibe verringert, so reduziert sich der Widerstand. Magnete und Schwungscheibe kommen dabei zu keinem Zeitpunkt direkt miteinander in Berührung.

Da das Magnetfeld eine gleichbleibende Kraft hervorbringt, spricht man auch von einer Permanent-Magnetbremse. Der Widerstand wird lediglich durch den unterschiedlichen Abstand der Magnete zur Schwungscheibe erzeugt. Der entscheidende Vorteil dieses Bremssystems liegt darin, dass es geräuschlos arbeitet und keinem Materialverschleiß unterliegt. Das Fitnessgerät ist diesbezüglich wartungsfrei.

Die **Wirbelstrombremse** (Induktionsbremse) arbeitet mit Magnetkraft, die mittels einer elektronischen Spule erzeugt wird. Bei Veränderung der Bremskraft wird die Strommenge in der Spule erhöht oder verringert. Der Vorteil der Wirbelstrombremse gegenüber der Magnetbremse liegt darin, dass selbst bei sehr hohem Widerstand eine runde und gleichmäßige Bewegung gegeben ist und die Anpassung der Bremskraft unmittelbar stattfindet. Auch dieses Bremssystem arbeitet absolut geräuschlos und unterliegt keinem Materialverschleiß. Selbst bei hohem Widerstand ist eine gleichförmige Bewegung garantiert.

Pedalwiderstand

Die Arbeitsweise der Pedale ist etwa bei Steppern unterschiedlich geregelt. Die Pedalbewegung kann über ein abhängiges oder ein unabhängiges Pedalsystem geregelt sein. Bei der abhängigen Version bestimmt der Tritt des einen Pedals gleichzeitig die Bewegung des anderen, da beide Fußpedale miteinander verbunden sind. Bei der anderen Version arbeiten beide Fußpedale unabhängig voneinander. Beim Training mit unabhängiger Pedalfunktion (und ohne Abstützung) wird die Koordination in hohem Maße geschult.

Unverzichtbar ist in jedem Fall ein guter Pulsfrequenzzähler, weil die individuell richtige Belastung das A und O eines jeden Fitnesstrainings ist.

Trainingscomputer

Entscheidend sind die Daten, die der Trainingscomputer dem Benutzer bietet. Der Trainingscomputer von Home Fitnessgeräten sollte auf jeden Fall Basisinformationen wie Trainingszeit, Geschwindigkeit und Entfernung anzeigen. Hochwertige Geräte ermöglichen zusätzlich die Kontrolle von Kalorienverbrauch und Puls.

Pulsmessung / Pulsmesser

Tendenziell wird meist mit einer zu hohen Pulsfrequenz trainiert. Die Folge ist eine Überlastung des Organismus, die dann zu einem Zustand der Erschöpfung führen kann. Die beste und einfachste Möglichkeit zur Kontrolle der Trainingsbelastung ist der Puls. Die aktuelle Pulsfrequenz gibt Aufschluss darüber, in welchem Belastungsbereich der Trainierende sich gerade befindet. Auch die Hersteller von Home Fitnessgeräten haben inzwischen die Bedeutung der Pulskontrolle während des Trainings erkannt, sodass jetzt viele Fitnessgeräte mit einer Pulsmessmöglichkeit ausgestattet sind.

Mit dem **Ohrclip** wird der Puls über einen Sensor am Ohrläppchen gemessen und über ein Kabel in den Trainingscomputer übertragen.

Sonderausstattungen mit Videoanzeigen, Musikvideos oder Trainingsprogrammen sind in der Regel sehr sinnvoll und zu empfehlen, weil damit das Training variiert und abwechslungsreich gestaltet werden kann.

Da die ermittelten Werte teilweise hohe Abweichungen zu den tatsächlichen Werten aufweisen, kann der Ohrclip nicht als ein exaktes Messinstrument bezeichnet werden.

Handpulssensoren sind einfach und bequem zu handhaben. Durch das Greifen der Sensoren mit beiden Händen erscheint der Puls auf dem Display. Handpulssensoren weisen zwar eine höhere Messgenauigkeit auf als Ohrclips, liefern jedoch ebenfalls keine hundertprozentig genauen Herzfrequenzwerte. Die Abweichungen der Messwerte von Ohrclip und Handpulssensor liegen bei etwa zehn bis dreißig Prozent.

Für die exakte Messung der aktuellen Pulsfrequenz werden **Brustgurte** eingesetzt. Ihre Funktionsweise ist relativ einfach: Die Herzfrequenz wird von einem Empfänger am Brustgurt gemessen, dann kabellos über einen Sender in den Trainingscomputer übertragen und dort unmittelbar angezeigt.

Auf diese Weise hat der Trainierende seine aktuelle Pulsfrequenz permanent vor Augen. Häufig ertönt zusätzlich ein Warnsignal, das den Sportler darauf aufmerksam macht, wenn er seinen vorher eingegebenen Pulswert über- oder unterschreitet.

Doch auch bei den Brustgurten ist nicht alles gut, was misst. Eine Untersuchung der Stiftung Warentest ergab, dass die schwarzen Schafe unter den Brustgurt-Pulsmessern bis zu 30 Prozent Abweichung zu den genauen Messwerten aufwiesen. Sparen Sie nicht am falschen Platz und greifen Sie auch hier auf ein qualitativ hochwertiges Produkt zurück, die Investition lohnt sich.

Trainingsprogramme

Hochwertige Heimtrainer bieten meistens den Luxus vorprogrammierter Trainingsprogramme. Die Qualität dieser Programme hängt von ihren elektronischen Möglichkeiten ab. Im Angebot sind folgende Varianten:

Bei den einfachen Programmen werden **ausgewählte Trainingsprofile** (z. B. ein Hügelprogramm) in einem bestimmten Zeitraum abgefahren.

Puls- oder Wattgesteuerte Trainingsprogramme dagegen orientieren sich an den von Ihnen selbst eingegebenen Werten. Bei Trainingsprogrammen mit einer bestimmten Pulsfrequenz oder Leistung

(Watt) wird zwischen drehzahlabhängigem und drehzahlunabhängigem Training unterschieden.

Drehzahlabhängig bedeutet dabei, dass die eingestellte Bremskraft ohne Fremdeinstellung immer gleich bleibt. Das Training innerhalb einer bestimmten Puls- oder Wattfrequenz muss dementsprechend manuell kontrolliert und reguliert werden. Wenn also der auf dem Display angezeigte Wert den Zielwert über- oder unterschreitet, muss der Benutzer die Trainingsintensität über die Einstellung von Geschwindigkeit oder Widerstand selbst so anpassen, dass sich der gewünschte Zielwert wieder einstellt.

Das **drehzahlunabhängige** Training ist dagegen wesentlich komfortabler. Der von Ihnen eingegebene Puls- oder Wattwert und Ihre aktuelle Pulsfrequenz werden vom Computer permanent überprüft. Ist der tatsächliche Wert niedriger bzw. höher als der vorgegebene, wird der Tretwiderstand automatisch erhöht oder reduziert. Damit ist sichergestellt, dass Sie immer im richtigen Belastungsbereich trainieren, ohne die Trainingsdaten ständig kontrollieren zu müssen. Besonders vorteilhaft ist das für Herz-Kreislauf-Patienten, die auf eine exakte Einhaltung der Puls- oder Wattwerte angewiesen sind.

Gerade beim Heimtraining, das oft zu Unrecht als langweilig und monoton eingeschätzt wird, kommt es darauf an, dass die Trainingsabläufe für Sie veränderbar und motivierend sind.

Individuelle Trainingsprogramme

Einige wenige Hersteller von Fitnessgeräten bieten durch die Eingabe persönlicher Daten die Ausarbeitung individueller Trainingspläne oder ermöglichen durch eine Record-Taste ein selbst erstelltes Trainingsprofil. Die Anwendung dieser Geräte ist jedoch etwas zeitaufwändiger und komplizierter.

Standardisiert oder individuell – was ist besser?

Standardisierte Trainingsprogramme helfen Ihnen, ein Training abwechslungsreich zu gestalten und spornen gleichzeitig an, es durchzuhalten. Automatisch gesteuerte Programme sind äußerst effektiv und sinnvoll, da der gewünschte Belastungsbereich vom Trainingsgerät selbst kontrolliert und damit nicht verlassen wird.

Individuelle Trainingsprogramme bieten maßgeschneiderte Lösungen für eine langfristige Trainingsplanung, sind allerdings in der Bedienung etwas anspruchsvoller.

Multimedia-Trainingsprogramme – der virtuelle Fitnesstrainer für zu Hause

Mit diesen auf modernster Technologie beruhenden Trainingsprogrammen wird praktisch der Fitnesstrainer ersetzt, wie man ihn vom Fitnessstudio her kennt. Das Multimedia-Trainingskonzept Ifit.com der Firma ICON INC. USA etwa ist interaktiv ausgerichtet und ersetzt durch professionell ausgearbeitete Trainingsprogramme in Form von Videos, CDs oder als Seiten im Internet den Trainer vor Ort.

Das Trainingsgerät wird einfach mit einem Kabel an Videorecorder, CD-Player oder Computer angeschlossen. Das besondere dabei ist, dass ein Ifit.com kompatibles Trainingsgerät auf digitale Signale reagiert und Geschwindigkeit, Neigungswinkel und den Widerstand automatisch steuert. Alle Trainingsprogramme wurden von professionellen Trainern konzipiert, wobei die Einstellung von Geschwindigkeit, Neigungswinkel oder Widerstand zu einem sinnvollen Training in verschiedenen Schwierigkeitsgraden vereint wurde.

Nutzen Sie die neuen Medien für Ihr Home Fitnesstraining. Wer weiß, vielleicht treffen Sie Ihren neuen Sportkollegen im Internet.

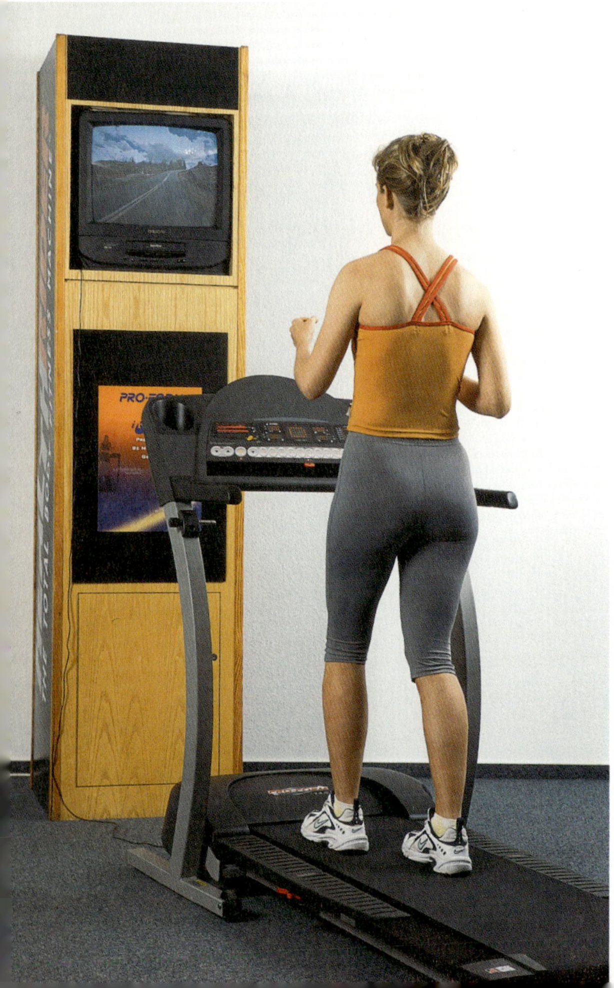

Trainingsanleitung und Motivation wurden hier optimal miteinander kombiniert und bieten ein sinnvoll abgestimmtes, abwechslungsreiches und spannendes Training für zu Hause.

Der Anschluss an das Internet bricht darüber hinaus endgültig die Schranken des Home Fitnesstrainings und eröffnet Wege nach draußen. Unter der Homepage http://www.ifit. com finden Sie Serviceleistungen jeder Art, wie zum Beispiel eine Ernährungsberatung. Sie können mit anderen Menschen online gemeinsam trainieren, und das weltweit. Ein Personaltrainer, der sich individuell auf Ihre persönlichen Trainingsbedürfnisse einstellt, Sie persönlich betreut und für Sie einen individuellen Trainingsplan erstellt, ist zudem sofort abrufbar.

Geräte für das Ausdauertraining

Die Klassiker unter den Home Fitnessgeräten sind nach wie vor die Ausdauergeräte. Die Palette hat sich in den letzten Jahren jedoch erheblich erweitert und das Angebot reicht heute von der Standard- bis zur Luxusklasse, sodass für jeden etwas dabei sein sollte.

Das Heimfahrrad

Wer Leistungsfähigkeit und Lebenserwartung steigern möchte, kommt an einem Kardiotraining nicht vorbei.

Radeln ist eine beliebte Sportart für Alt und Jung und bringt das Herz-Kreislauf-System in Schwung. In Bezug auf Ausstattung und Qualität der Heimfahrräder gibt es allerdings gravierende Unterschiede. Von den nachstehenden Kategorien haben in Deutschland besonders Heimfahrräder der Klassen A und B einen hohen Stellenwert. Die Unterteilung erfolgt nach so genannten Industrienormen, in denen vier Klassen unterschieden werden:

Das Heimfahrrad ist das ideale Gerät fürs Kardiotraining.

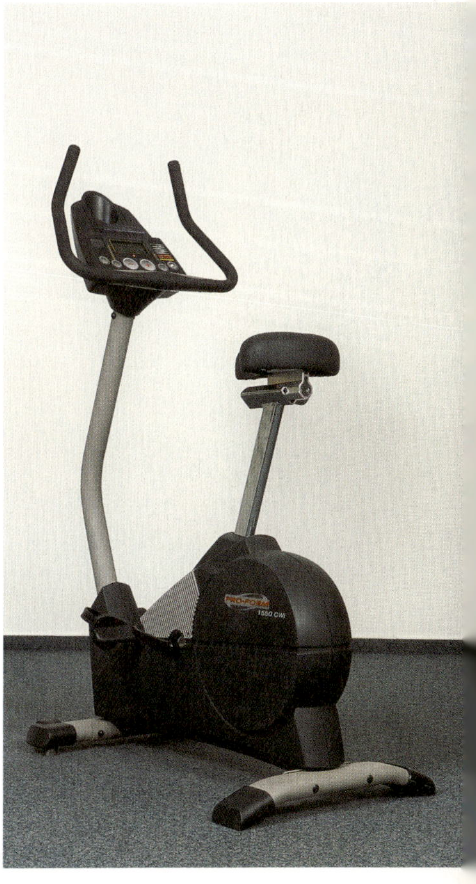

Ergometer (Klasse A)

Der Fahrradergometer ist ein qualitativ sehr hochwertiges Bike, das die Leistung in Watt therapeutisch genau anzeigt. Dabei muss die Leistung auf mindestens 250 Watt einstellbar sein. Bis 50 Watt darf die Abweichung der Leistungsanzeige in Watt maximal +/– 5 Watt betragen. Über 50 Watt darf die Anzeige zehn Prozent Abweichung nach oben nicht überschreiten. Ergometer werden auch im therapeutischen Bereich eingesetzt und Sie müssen mit einem Freilauf ausgestattet sein.

Hochwertige Heimtrainer (Klasse B)

Diese Bikes haben keine Leistungsanzeige in Watt. Sie müssen mit einem Freilauf und einer Schwungmasse von mindestens fünf Kilogramm ausgestattet sein. Der Tretwiderstand muss reproduzierbar zu verändern sein.

Bei sehr preiswerten und auch einfachen Heimtrainern sollten Sie darauf achten, ob das Gerät vielleicht unbequem, instabil und schwierig im Gebrauch ist. Manchmal ist sogar eine erhöhte Verletzungsgefahr nicht auszuschließen. Natürlich sollten eine Mindestgarantiezeit von einem halben Jahr sowie ein ausreichender Service gegeben sein.

Einfache Heimtrainer (Klasse C)
Diese Klasse beschreibt Heimfahrräder mit relativ niedriger Schwungmasse und ohne Sicherheitsfreilauf. Der Tretwiderstand muss nicht verstellbar sein.

Rahmenkonstruktion (Klasse D)
Dabei handelt es sich um ein Rahmengerät, auf den ein handelsübliches Fahrrad zu Trainingszwecken montiert werden kann.

Warum ein Heimfahrrad?

- Das Training ist optimal dosierbar und kontrollierbar.
- Die sitzende Haltung führt zu einer Entlastung vom Körpergewicht und damit zur gelenkschonenden Bewegung. Rad fahren ist deshalb vor allem Übergewichtigen und Menschen mit Problemen an Hüft- oder Kniegelenken zu empfehlen. Besonders gekräftigt werden die vordere Oberschenkel- und Wadenmuskulatur.
- Insgesamt werden etwa 40 Prozent der gesamten Körpermuskulatur beansprucht.

Worauf Sie achten sollten

Trainiert werden ausschließlich das Herz-Kreislauf-System und die Beinmuskulatur. Da der Oberkörper nicht muskulär beansprucht wird, empfehlen wir bei dieser Trainingsform, zusätzlich die Rumpfmuskulatur zu kräftigen. Der Sattel sollte so eingestellt sein, dass die Kniegelenke immer leicht gebeugt und nie vollständig durchgestreckt sind. Der Oberkörper sollte leicht nach vorne gebeugt und gerade gehalten werden.

Kriterien beim Kauf eines Heimfahrrades

- Die Schwungmasse sollte ca. fünf Kilogramm schwer sein.
- Der Widerstand sollte von leicht bis schwer in Stufen einstellbar sein. Vorteil einer elektronischen Einstellung: Der Widerstand kann einfach per Knopfdruck verstellt werden.
- Die Tretbewegung muss angenehm und auch bei höherem Widerstand rund und gleichförmig verlaufen. Für Heimtrainer ist die Ausstattung mit einem Magnetbremssystem zu empfehlen.
- Ein Ergometer sollte der Industrienorm Klasse A entsprechen.

- Der Lenker sollte ergonomisch geformt sein.
- Achten Sie beim Sattel auf die Möglichkeit vertikaler und horizontaler Verstellbarbarkeit.
- Die Pedale sollten rutschfest und am besten mit Fußschlaufen ausgestattet sein.
- Ein tiefer Einstieg erleichtert das Aufsteigen auf das Rad.
- Transportrollen vereinfachen das Verstellen des Rades.
- Ein Höhenausgleich ermöglicht das Ausbalancieren von Bodenunebenheiten.
- Der Trainingscomputer sollte einfach zu handhaben und übersichtlich sein.
- Die Möglichkeit einer Pulsmessung ist sehr empfehlenswert. Sie erweitert Ihre Trainingsmöglichkeiten.

Recumbent Bike

Ein spezieller Typ des Heimfahrrads sind die so genannten Recumbent Bikes. Das Besondere an ihnen ist, dass der Sattel weiter hinten und tiefer positioniert ist. Dadurch entsteht eine halbliegende Sitzhaltung, die die Wirbelsäule entlastet und ein besonders komfortables Training gewährleistet.

Wann ein Recumbent Bike?

- Die halbliegende Sitzposition und die stabile Rückenlehne entlasten die Wirbelsäule, sodass das Bike bei Rückenproblemen sehr zu empfehlen ist.
- Besonders Übergewichtigen und schwangeren Frauen garantiert dieses Fitnessgerät ein komfortables Training.
- Durch das Radfahren werden die Oberschenkel- und die Wadenmuskulatur gekräftigt.

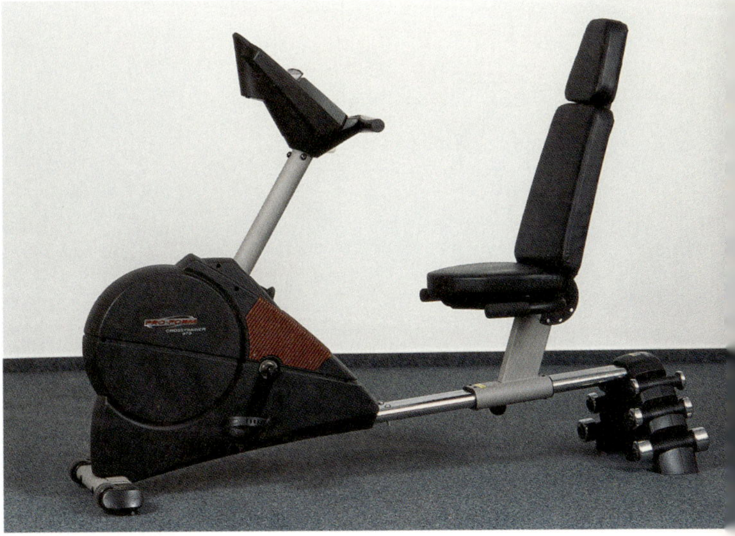

Das Recumbent Bike ist ein spezieller Typ des Heimfahrrads.

Worauf Sie achten sollten

Die Knie sollten in Bewegung nie vollständig durchgestreckt sein. Wegen der passiven Haltung des Oberkörpers beim Radfahren empfehlen wir Ihnen ein ergänzendes Training für die Bauch- und Rückenmuskulatur.

Kriterien beim Kauf eines Recumbent Bikes

- Achten Sie auf die Standstabilität des Gerätes.
- Der Sitz sollte bequem sein.
- Für eine optimale Sitzhaltung sollte der Sattel horizontal ausreichend verstellbar sein.
- Fußschlaufen verhindern ein Abrutschen von den Pedalen während des Trainings.
- Die Tretbewegung sollte auch bei höherem Widerstand angenehm rund sein.
- Eine Pulsmessung erweitert Ihre Trainingsmöglichkeiten.

Der Stepper trainiert das Herz-Kreislauf-System und kräftigt gleichzeitig die Gesäß- und Beinmuskulatur.

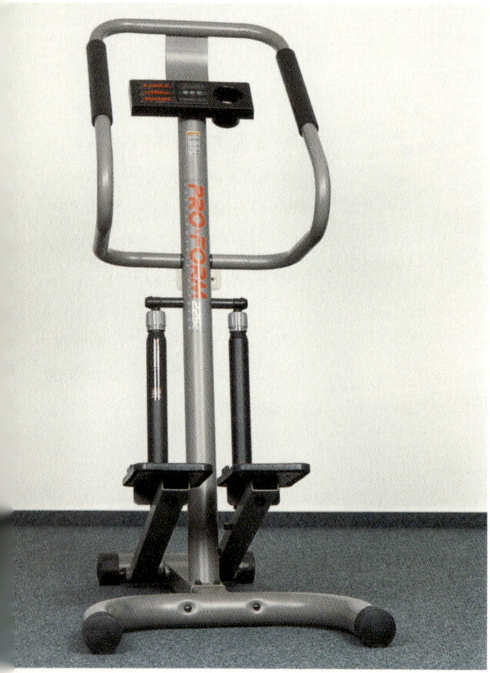

Stepper

Wer kennt es nicht, das unangenehme Treppensteigen in die vierte Etage. Was wir jedoch als lästig und unangenehm empfinden, ist für Kreislauf und Körper eine Wohltat.

Durch den Einsatz von Rolltreppen und Fahrstühlen ist dieses hervorragende Alltagstraining allerdings weitgehend ausgerottet worden. Dabei aktiviert es das Herz-Kreislauf-System und kräftigt gleichzeitig die Muskulatur. Aus diesen Gründen wurde versucht, ein Fitnessgerät zu entwickeln, das die Treppensteigbewegung simuliert.

Warum ein Stepper?

- Das Herz-Kreislauf-System wird aktiviert.
- Hüft-, Gesäß- und Beinmuskulatur werden gezielt gekräftigt.
- Das Stepping ist eine besonders gelenkschonende Bewegung, da keine ruckartige Belastung der Gelenke stattfindet.

Worauf Sie achten sollten

Bei einem unabhängigen Pedalsystem (siehe technisches Glossar auf Seite 57ff.) ist auf ein gleichmäßiges Treten und die gleiche Widerstandseinstellung beider Pedale zu achten, da es sonst zur einseitigen Belastung und damit zu muskulären Dysbalancen kommt. Beim Stepping sollten die Pedale nicht bis zum Anschlag durchgetreten und die Knie nicht nach innen oder außen gedreht werden. Fortgeschrittene können nach und nach versuchen, die Bewegung auszuführen, ohne sich dabei festzuhalten.

Dadurch wird zusätzlich die Koordination geschult. Da der Oberkörper gleichzeitig nicht aktiv trainiert wird, sollte auf eine aufrechte, leicht nach vorne gebeugte Körperhaltung geachtet werden, bei der der Rücken gerade gehalten wird.

Kriterien beim Kauf eines Steppers

- → Rutschfeste und große Pedale sorgen für einen sicheren Stand.
- → Die Pedale sollten während der Bewegung möglichst eine waagerechte Position beibehalten.
- → Achten Sie auf einen in Stufen von leicht bis schwer verstellbaren Widerstand.
- → Das Gerät muss stabil stehen und einen soliden Rahmen haben.
- → Die Handläufe sollten ergonomisch geformt und griffig sein.

Der Cross- bzw. Ellipsenstrainer

Die ersten Crosstrainer, auch Ellipsentrainer genannt, wurden Ende der 90er Jahre auf dem Markt angeboten und haben sich längst als Standardprodukte etabliert.

Und dies zu recht! Die Beinbewegung in Form einer Ellipse und der aktive Einsatz des Oberkörpers beschreiben eine harmonische Ganzkörperbewegung.

Geeignet ist das Gerät für jedermann, auch für den sportlichen Neueinsteiger.

Der Crosstrainer ahmt mit der elliptischen Bewegungsform die natürlichen Bewegungen des Gehens und Laufens nach und trainiert durch die Mitbewegungen der Arme den ganzen Körper. Er bietet ein sehr effektives Herz-Kreislauf-Training mit hohen Fettverbrennungseffekten.

Warum ein Crosstrainer?

- → Beim aktiven Einsatz der Oberarme und der elliptischen Bewegung der Beine werden alle großen Muskelgruppen in einer harmonischen Ganzkörperbewegung beansprucht.

- Die elliptische Bewegung sorgt für einen gelenkschonenden Bewegungsablauf.
- Bei einem Ganzkörpertraining wird der Fettstoffwechsel wirksam angeregt, sodass es sich als hervorragende zusätzliche Maßnahme eignet, wenn Sie abnehmen wollen.
- Da die Möglichkeit besteht, die Pedale vorwärts und rückwärts zu bewegen, kann die Beinmuskulatur umfassend trainiert werden.
- Die aufrechte Körperhaltung ist ein guter Ausgleich für Menschen, die viel sitzen.

Crosstrainer

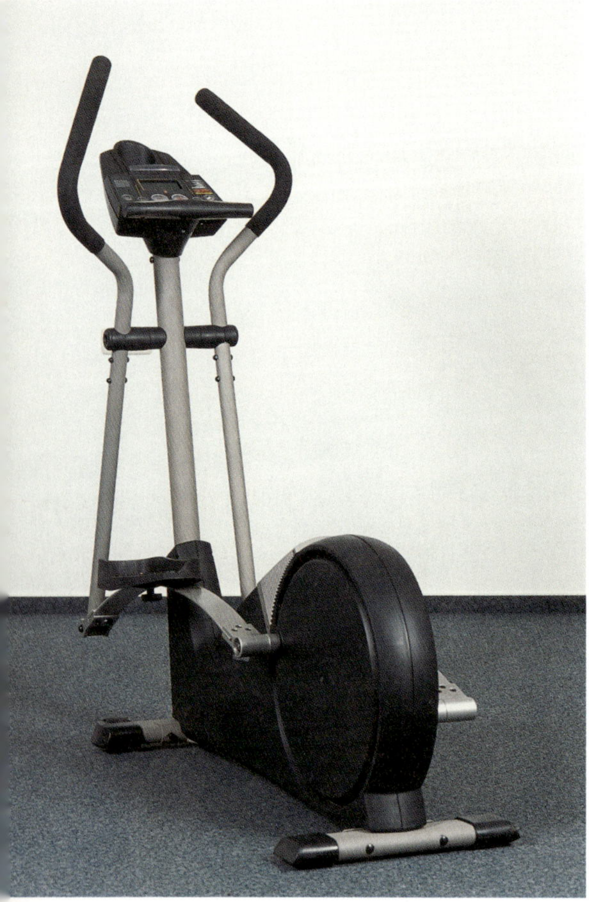

Worauf Sie achten sollten

Da es sich um einen geführten und vorgegebenen Bewegungsablauf handelt, wird die Koordination nur bedingt geschult. Wenn Sie die Bewegung ausführen, sollte der Oberkörper immer leicht nach vorne verlagert und der Rücken gerade gehalten werden. Vermeiden Sie Ausweichbewegungen im Hüft- oder Rückenbereich.

Kriterien beim Kauf eines Crosstrainers

- Zu empfehlen ist hier die Ausstattung zumindest mit einem Magnetbremssystem (siehe Seite 58).
- Die Schwungmasse sollte mindestens sieben Kilogramm schwer sein.
- Der Widerstand sollte stufenweise einstellbar sein.
- Rutschfeste Pedale sorgen für einen sicheren Stand.
- Für eine ideale Trainingsposition sind Hebelarme zu empfehlen, die mindestens bis über die Hüfte reichen.
- Für einen harmonischen Bewegungsablauf muss die mögliche Schrittlänge ausreichend lang sein.

- Transportrollen erleichtern die Fortbewegung des Geräts.
- Durch einen Höhenausgleich können Unebenheiten des Bodens reguliert werden.
- Der Trainingscomputer sollte einfach zu bedienen und übersichtlich sein.
- Achten Sie auf die Möglichkeit einer Pulsmessung.
- Integrierte Trainingsprogramme motivieren und bieten eine Hilfe bei der Trainingsgestaltung.

Das Laufband ist gut für Herz-Kreislauf-Training und Fettverbrennung geeignet. Allerdings besteht beim Joggen eine relativ hohe Gelenkbelastung, weshalb Sie auf eine gute Dämpfung des Laufbands achten sollten.

Das Laufband

Back to the roots! Laufen ist und bleibt die natürlichste Bewegungsart für uns alle! Bei nahezu keiner anderen Sportart werden das Herz-Kreislauf-System und der Fettstoffwechsel so effektiv trainiert und aktiviert wie beim Laufen. Die positiven Auswirkungen auf das allgemeine Wohlbefinden sind fast wie bei einem meditativen Ausflug. Außerdem hat der Laufsport einen riesigen Vorteil gegenüber allen anderen Sportarten: Man kann ihn überall und immer ausüben.

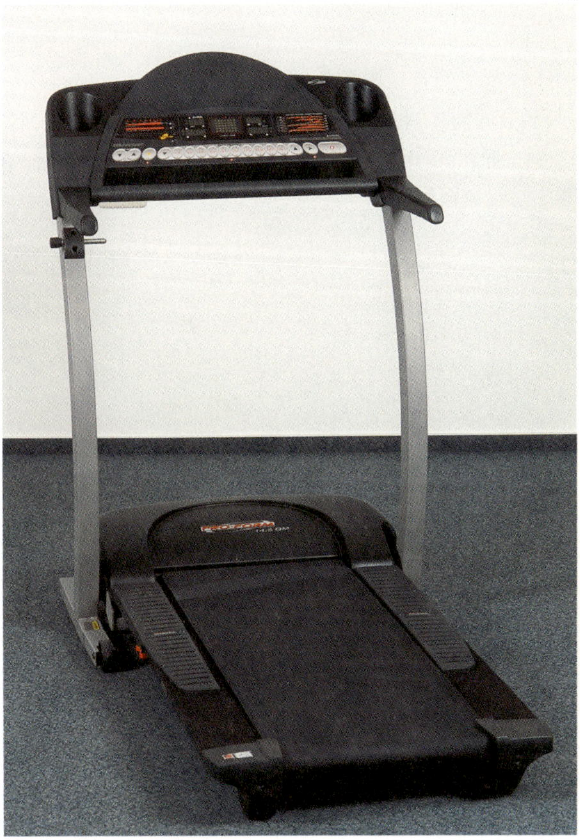

Auch im Bereich Home Fitness wird die Nachfrage nach Laufbändern immer größer. Viele Menschen werden allerdings fragen: Warum ein Laufband, wenn ich in der freien Natur laufen kann? Natürlich ersetzt ein Laufband – wie im übrigen alle Home Fitnessgeräte – nicht das Erlebnis, sich in der freien Natur zu bewegen. Dennoch ist es nicht nur ein einfacher Ersatz dafür, sondern bietet viele Vorteile.

Warum ein Laufband?

- Verschiedene Tests haben ergeben, dass das Laufband neben dem Skilanglaufgerät der Fettverbrenner Nummer Eins unter den Home Fitnessgeräten ist.

- 70 bis 75 Prozent der gesamten Körpermuskulatur werden beim Laufen beansprucht, vor allem Bein-, Hüft- und Gesäßmuskulatur.
- Die präzise Dosierung von Geschwindigkeit und Steigung ermöglicht ein kontrolliertes und wiederholbares Training.
- Auch die Koordination wird geschult, da die Bewegung vom Benutzer selbst frei ausgeführt werden muss.
- Walking ist eine gelenkschonende Alternative für das Training auf dem Laufband.
- Ob es draußen regnet oder schneit, Sie sind beim Training wetterunabhängig.
- Durch den gleichbleibenden Untergrund kann ein Umknicken im Sprunggelenk vermieden werden.
- Man trainiert im geschützten Raum – besonders Frauen ist es oft unangenehm, im Dunkeln draußen zu laufen.

Worauf Sie achten sollten

Die Lauffläche ist im Gegensatz zum Untergrund in der freien Natur begrenzt. Folglich bewegt sich der Läufer nicht von der Stelle, sondern auf einem laufenden Untergrund. Um sich daran zu gewöhnen, soll-

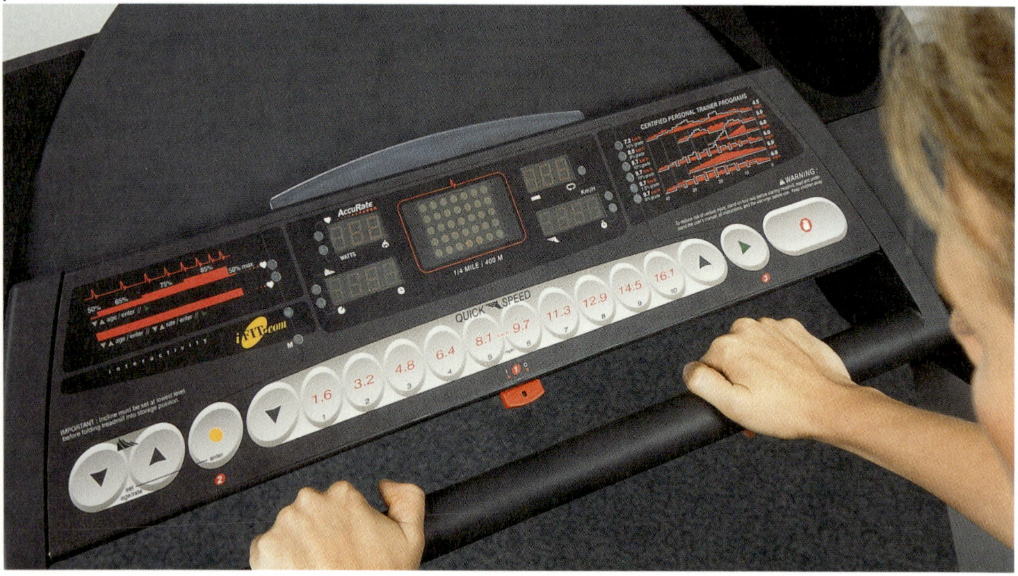

Laufband-Display mit genauer Kilometer- und Pulsangabe

ten Sie unbedingt mit einem gemäßigten Tempo (Gehen) beginnen und sich dabei auch festhalten. Nach und nach kann die Geschwindigkeit dann gesteigert werden. Die Anpassung des natürlichen Laufstils passiert dann relativ schnell. Ungeübte Läufer und Übergewichtige sollten mit einem Leichtlauf-Programm (Walking) bei einer Steigung von mindestens zwei bis drei Prozent beginnen, um die Gelenke nicht zu überlasten.

Kriterien beim Kauf eines Laufbandes

- Für eine gleichmäßige Zugeigenschaft des Bandes sollte das Laufband mit einem Elektromotor von mindestens 1,5 PS ausgestattet sein. Für sportliches Training ist ein 2,0 – 2,5 PS Motor empfehlenswert.
- Die Geschwindigkeit sollte stufenlos und bis mindestens 13 km/h einstellbar sein. Die Funktion »Quick Speed« ermöglicht eine direkte Anwahl der Geschwindigkeit und ist vor allem bei der Durchführung von Intervall-Trainingseinheiten sehr nützlich.
- Der Neigungswinkel sollte auf mindestens sechs Grad einstellbar sein. Eine elektronische Einstellung ermöglicht, die Steigung zu variieren, ohne das Training zu unterbrechen.
- Die Lauffläche sollte ausreichend Platz bieten und deshalb mindestens 40 cm breit sein.
- Eine gute Dämpfung absorbiert die Stoßbelastung für die Gelenke. Elastomere (Gummipuffer) oder eine Dämpfungsmatte, wie zum Beispiel bei den Laufbändern der Marke ProForm von AICON, haben sich als besonders wirkungsvoll erwiesen.
- Der Safety Key (Sicherheitsschlüssel) gehört zur Grundausstattung jedes Laufbandes und sollte bei jedem Training am Körper befestigt werden. Beim Herausziehen des Schlüssels schaltet sich das Laufband automatisch ab, allerdings nicht abrupt, sondern allmählich auslaufend.
- Hochwertige Laufbänder sollten eine Pulsmessung über Brustgurt ermöglichen.
- Transportrollen erleichtern die Fortbewegung des Geräts.
- Vorprogrammierte Trainingsprogramme bereichern die Trainingsgestaltung.
- Zusammenklappbare Laufbänder bieten eine platzsparende Aufbewahrung.

Nicht nur unser Herz-Kreislauf-System bedarf einer systematischen Pflege und Förderung durch körperlich richtig dosierte Belastungen, auch das Muskelkorsett muss gezielt trainiert werden.

Geräte für das Krafttraining

Die Auswahl an Krafttrainingsgeräten erstreckt sich von einfachen Trainingsbänken bis hin zu multifunktionalen Kraftstationen. Welches Gerät für Sie das richtige ist, hängt zum einen entscheidend von Ihrem Trainingsziel ab, zum anderen spielt natürlich der zur Verfügung stehende Raum eine Rolle. Wir stellen Ihnen die wichtigsten Geräte vor.

Bauchtrainer

Bauchtrainer wirken motivierend und bieten eine wirbelsäulenschonende Bewegungshilfe für ein effektives Bauchmuskeltraining. Eine gestärkte Bauchmuskulatur ist nicht nur schön anzuschauen, sondern entlastet die Wirbelsäule und ist bei Rückenproblemen sehr wirksam.

Ob nun der Schönheit oder der Gesundheit zuliebe: Dieses Trainingsgerät ist eine ideale Ergänzung für jedes Fitnessprogramm.

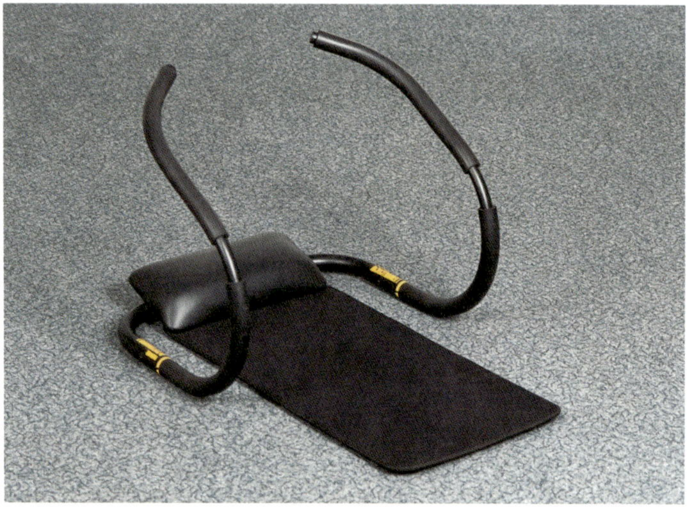

Warum ein Bauchtrainer?

- Bauchmuskeltraining entlastet die Wirbelsäule und ist deshalb bei Rückenproblemen häufig die einfachste und wirkungsvollste Medizin. Gekräftigte Bauchmuskulatur beugt Haltungsschäden vor.
- Ein straffer Bauch ist schön anzuschauen.

Worauf Sie achten sollten

Für ein effektives Bauchmuskeltraining sollte die Bewegung nicht zu weit nach oben gehen, da sonst vorrangig die Hüftbeuger trainiert werden. Legen Sie die Beine nicht flach auf den Boden, da sich in dieser Position häufig ein Hohlkreuz bildet. Um dies zu vermeiden, winkeln Sie einfach die Beine an.

Kriterien beim Kauf eines Bauchtrainers

- → Zu empfehlen ist die Ausstattung mit einem Nackenkissen.
- → Eine integrierte Trainingsmatte sorgt dafür, dass man komfortabel trainieren kann und nicht verrutscht.
- → Für die optimale Bewegungsausführung sollte dem Gerät auf jeden Fall eine ausführliche Trainingsanleitung beigefügt sein. Eine Videoanleitung zeigt den Bewegungsverlauf besonders anschaulich und weist auf eventuelle Fehler hin.

Rückentrainer

Die Bauch- und Rückenmuskulatur ist ein Bestandteil unserer Rumpfmuskulatur. Sie erlaubt uns, aufrecht zu stehen und gehört damit zu den wichtigsten Muskelgruppen im tagtäglichen Leben.

Eine gut ausgebildete Rumpfmuskulatur ist die Voraussetzung für eine gute Körperhaltung. Wenn man außerdem bedenkt, wie sehr die-

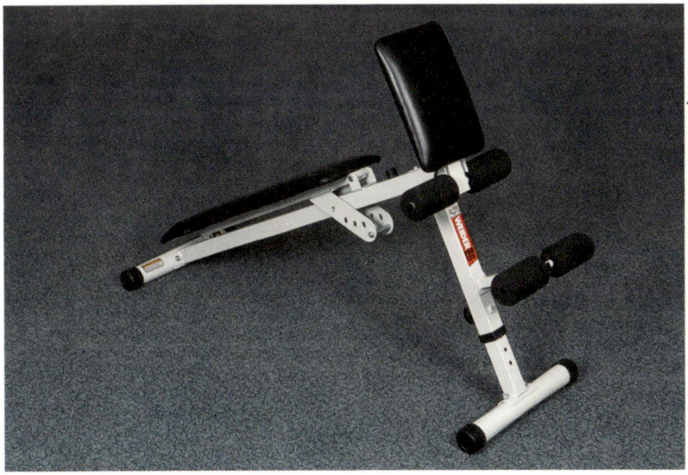

Der Rückentrainer kräftigt vor allem die untere Rückenmuskulatur.

se Muskeln vernachlässigt werden, da heute ja ca. 60 Prozent aller Berufe im Sitzen ausgeführt werden, wird schnell deutlich, warum das Bauch- und Rückentraining in jedem Fitnessprogramm enthalten sein sollte.

Warum ein Rückentrainer?

- Die untere Rückenmuskulatur wird entweder mit statischen Übungen oder mit diesem Trainingsgerät gezielt trainiert.
- Eine gekräftigte Rückenmuskulatur entlastet die Wirbelsäule und verhindert so einen vorzeitigen Verschleiß der Bandscheiben.
- Eine gut ausgebildete Rumpfmuskulatur beugt Haltungsschäden vor.

Worauf Sie achten sollten

Rückentrainer trainieren durch das »Nach-oben-Ziehen« des Oberkörpers die untere Rückenmuskulatur. Im Rückentrainingsbereich sind sie eine sinnvolle Alternative zu diversen statischen Halteübungen. Bei der Bewegung selbst muss nur darauf geachtet werden, dass der Rücken nicht überstreckt wird (Hohlkreuzposition).

Kriterien beim Kauf eines Rückentrainers

- Achten Sie auf die Standstabilität des Trainingsgerätes.
- Für eine optimale Trainingsposition ist eine Höhenverstellung der Hüftauflage unbedingt erforderlich.
- Die Polsterung sollte nicht zu weich, aber ausreichend dick sein. Nur dann bleibt sie auf lange Sicht formstabil und gewährleistet ein komfortables Training.

Früher eine Domäne für Bodybuilder, gehören Trainingsbänke und multifunktionelle Kraftstationen heute immer mehr zur Grundausstattung eines Rundum-Fitnesstrainings zu Hause.

Trainingsbänke / Hantelbänke

Trainingsbänke werden beim Training mit Freihanteln eingesetzt. Da die Bewegung selbständig kontrolliert werden muss, werden damit nicht nur die großen Muskelgruppen trainiert, sondern auch alle umliegenden Muskeln, die helfen, die Bewegung zu koordinieren. Unterschieden werden einfache Trainingsbänke und multifunktionale Hantelbänke:

Einfache Trainingsbänke werden für das Training mit Kurzhanteln eingesetzt. Der Neigungswinkel der Bank ist meist in drei Stufen (hoch, flach, tief) einstellbar, sodass Sie die Trainingsintensität variieren können. Ein gezieltes Bauchmuskeltraining ist möglich, wenn das Gerät mit Halterungen zum Fixieren der Beine ausgestattet ist.

Multifunktionale Trainingsbänke sind im Prinzip erweiterte Trainingsbänke, die durch zusätzliche Vorrichtungen weitere Möglichkeiten für ein gezieltes Krafttraining bieten: Die Hantelablage für das Training mit der Langhantel, der Latissimus-Zugturm für die Oberkörpermuskulatur, der Bicepscurl für ein gezieltes Oberarmtraining (Biceps) und der Beincurl, um speziell die Beinmuskulatur zu trainieren. Nicht alle Hantelbänke bieten diese Möglichkeiten. Deshalb ist es wichtig, dass Sie bei der Geräteauswahl beachten, welche Ausstattung Sie brauchen.

Warum eine Trainings- oder Hantelbank?

- Neben der Kraft wird gleichzeitig in hohem Maße die Koordination geschult, da die Bewegung frei ausgeführt werden muss.
- Nicht nur die großen Muskelgruppen, sondern auch umliegende Muskeln werden trainiert.
- Multifunktionale Hantelbänke bieten durch verschiedene Vorrichtungen auch die Möglichkeit für ein vielseitiges Krafttraining.
- Hanteln werden ab 0,5 kg angeboten, sodass das Training in kleinen Schritten intensiviert werden kann.

Eine Trainingsbank braucht wenig Platz und ist hervorragend als Unterstützung für die verschiedensten Kraftübungen mit Hanteln im Sitzen, auf dem Bauch oder Rücken liegend geeignet.

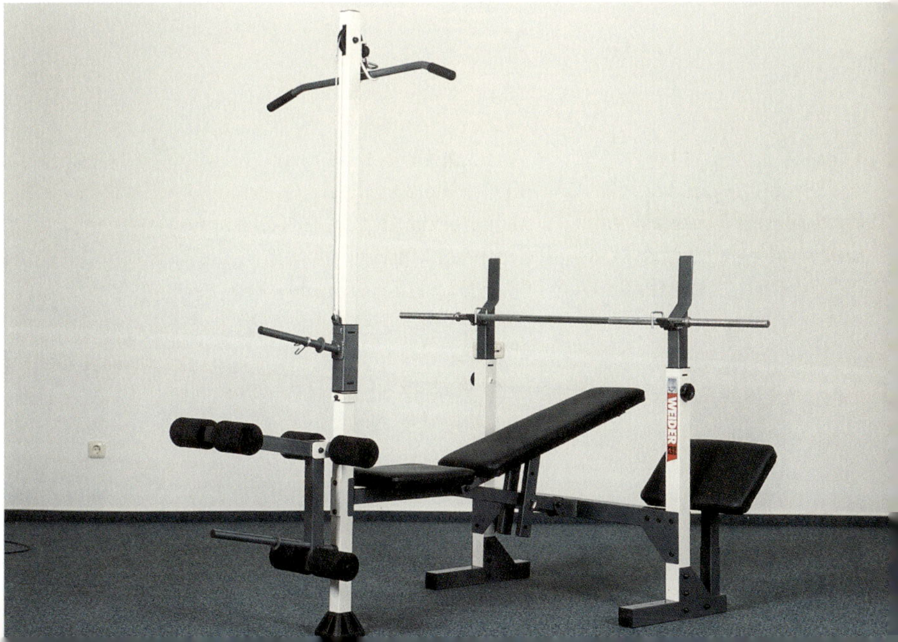

Probieren Sie vor dem Kauf verschiedene Geräte aus. Erhebliche Unterschiede in Ausstattung, Handhabung, Tauglichkeit, Sicherheit, Betriebsgeräusch und Preis machen einen Vergleich unerlässlich.

Worauf Sie achten sollten

Das A und O beim Hanteltraining auf der Bank ist die richtige Bewegungsausführung. Vor allem Anfänger unterschätzen häufig den koordinativen Anspruch des freien Hanteltrainings. Aus diesem Grund ist es für Anfänger beim Krafttraining empfehlenswert, mit dem Grundlagentraining an einer Kraftstation zu beginnen, da dort die Bewegungen weitgehend geführt werden. Ist dann schon etwas mehr Muskelkraft vorhanden, lässt sich das freie Hanteltraining leichter erlernen und kann zusätzlich effektiv die Koordination schulen. Um einseitige Belastungen zu vermeiden, sollte beim Training mit Kurz- oder Langhanteln auf beiden Seiten mit dem gleichen Gewicht gearbeitet werden.

Kriterien beim Kauf von Trainings- und Hantelbänken

- → Achten Sie auf eine stabile Rahmenkonstruktion des Gerätes.
- → Ein Sicherungsbügel für die Langhantel sollte an der Hantelablage vorhanden sein.
- → Damit ein umfassendes und effektives Training der Oberkörpermuskulatur möglich wird, muss der Neigungswinkel der Rückenlehne in eine hohe, flache und tiefe Position (also mindestens drei Stufen) einstellbar sein.
- → Um sicher und bequem sitzen oder liegen zu können, darf die Sitz- bzw. Liegefläche nicht zu schmal sein.
- → Die Polsterung der Sitzfläche sollte ausreichend dick, dabei aber nicht zu weich sein. Zu weiche Sitze bleiben auf Dauer nicht formstabil und drücken sich schnell zusammen.
- → Prüfen Sie, ob die maximale Gewichtsbelastung Ihren Trainingsansprüchen genügt.
- → Zusammenklappbare Geräte sparen Platz.

Multifunktionale Kraftstation

Auf die Frage, ob Krafttraining für ältere Menschen schädlich ist, kann man nur antworten: Nein, ganz im Gegenteil. Die Muskelkraft nimmt, wie bereits erwähnt, ab dem dreißigsten Lebensjahr kontinuierlich ab. Insbesondere sind die Schulter- und Rumpfmuskulatur davon betroffen. Kraftstationen sind kleine Fitnessstudios für den Hausgebrauch.

An verschiedenen Stationen kann ein gezieltes Krafttraining für die Schulter-, Rücken-, Brust- und Armmuskulatur durchgeführt werden. Da die Bewegungen weitgehend geführt werden und dadurch die Gefahr einer falschen Bewegungsausführung ausgesprochen gering ist, eignen sich Kraftstationen ohne Bedenken auch für Anfänger und ältere Menschen.

Warum eine Kraftstation?

- → Durch die Führung der Bewegungen ist die Gefahr einer falschen Bewegungsausführung relativ gering.
- → Eine gekräftigte Muskulatur beugt unter anderem Haltungsschäden vor und stabilisiert die Gelenke.
- → Stabile Gelenke mindern das Verletzungsrisiko.
- → Dosiertes Krafttraining beugt unter anderem Osteoporose vor, da durch die mechanischen Druck- und Zugbewegungen die Mineralbildung gefördert, die Struktur der Knochen stabilisiert und ihre Festigkeit erhöht wird.
- → Regelmäßiges Krafttraining strafft und formt die Figur.
- → Im Alltag kommt Ihnen eine verbesserte Kraftleistung vor allem beim Heben und Tragen zugute.

Worauf Sie achten sollten

Bei Kraftstationen für den Hausgebrauch kann der Widerstand meistens nicht in kleinen Ein-Kilogramm-Schritten sondern nur in Fünf-Kilogramm-Schritten verändert werden. Das heißt, dass eine feine Dosierung der Gewichte nicht möglich ist. Kraftstationen bieten meist nicht die Möglichkeit, gezielt die Bauch- und untere Rückenmuskulatur zu trainieren. Eine sinnvolle Ergänzung für ein rundes Kraftprogramm sind deshalb der Bauch- und Rückentrainer. Um das Training möglichst effektiv zu gestalten, sollten Sie sich mit den wichtigsten Grundregeln des Krafttrainings vertraut machen.

Die Grundausstattung von Kraftstationen besteht meist aus Trainingsbank, Hantelständer, Kurzhanteln und Langhanteln. Sie kann durch Bein- und Armcurler ergänzt werden.

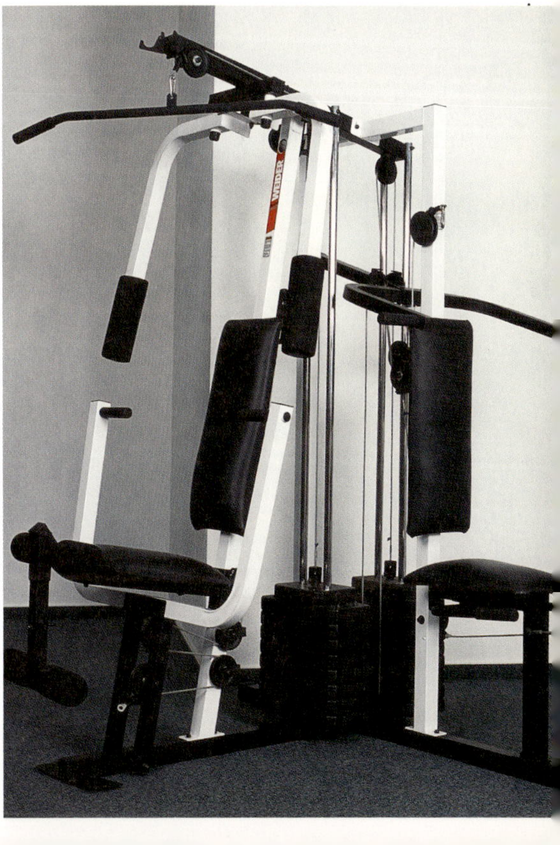

Nutzen Sie deshalb die in diesem Buch beschriebenen Grundinformationen (siehe Seite 34–43) oder lassen Sie sich von einem professionellen Fitnessberater in die Kunst des gesundheitsbewussten Krafttrainings einweisen.

Kriterien beim Kauf einer Kraftstation

- Achten Sie auf eine stabile Rahmenkonstruktion des Gerätes.
- Ein Kraftsystem sollte zumindest mit folgenden Stationen ausgestattet sein: Oberer Seilzug (Latissimus-Zugturm), Butterfly, Brustpresse (sitzend), Beincurl und unterer Seilzug.
- Hochwertige Produkte bieten weitere Trainingsmöglichkeiten mit folgenden Stationen: Schulterpresse, Beinpresse, Ruderstation, Klimmzugstange und einiges mehr. Achten Sie darauf, was Sie tatsächlich brauchen und nutzen wollen.
- Für eine ideale Trainingsposition an den einzelnen Stationen sollte der Sitz höhenverstellbar sein.
- Vinylummantelte Stahlseile halten besser als Nylonseile.
- Beachten Sie die maximale Gewichtsbelastung.
- Bei sportlichem Training: Prüfen Sie, ob der gebotene maximale Widerstand Ihren Trainingszielen genügt.

Der Climber ist ein hervorragendes Gerät, um mehrere Muskelgruppen gleichzeitig zu beanspruchen sowie das Herz-Kreislauf-System zu aktivieren.

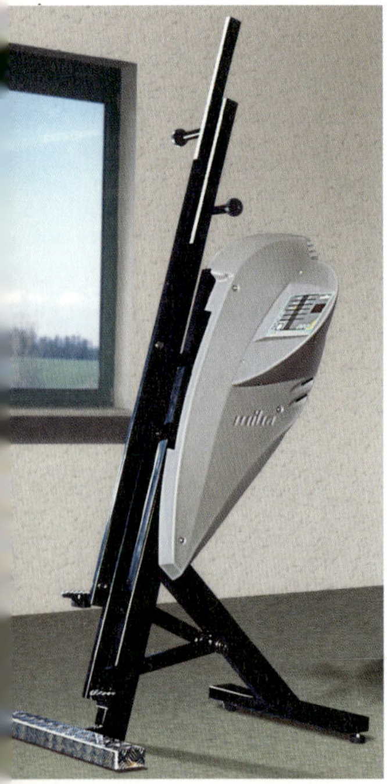

Kombinierte Trainingsgeräte

Bei kombinierten Kraftausdauergeräten wird das Herz-Kreislauf-System trainiert und die gesamte Körpermuskulatur gekräftigt.

Climber

Stellen Sie sich vor, dass Sie an einer Fassade hochklettern. Das ist das Bewegungsgefühl bei einem so genannten Climber (Klettergerät). Diese Bewegungsform bietet ein ideales Ganzkörpertraining für Ausdauer und Kraft, bei der auch der Rücken in schonender Weise gekräftigt wird. Leider gibt es den Climber derzeit nur bei MIHA, einem Hersteller von Fitnessstudiogeräten, zu kaufen. Dennoch soll er an dieser Stelle erwähnt sein, da er ein optimales Heimgerät für die Ganzkörperbewegung ist.

Warum ein Climber?

- ➔ Das »Climbing« ist eine gelenkschonende Ganzkörperbewegung.
- ➔ Das Herz-Kreislauf-System wird aktiviert.
- ➔ Nahezu alle großen Muskelgruppen werden beansprucht, auch der Rücken.
- ➔ Der Fettstoffwechsel wird optimal angeregt.
- ➔ Climbing ist zur Osteroporose-Vorbeugung gut geeignet.

Worauf Sie achten sollten

Die Bewegungsamplitude sollte nicht zu groß sein, um Ausweichbewegungen im Rückenbereich zu vermeiden. Stellen Sie den Widerstand eher eine Stufe niedriger ein, um ruckartige Bewegungen zu vermeiden.

Kriterien beim Kauf eines Climbers

- ➔ Testen Sie die Standstabilität des Gerätes.
- ➔ Rutschfeste Pedale mit einer Sicherheitsschlaufe sorgen für einen sicheren Stand während des Trainings.
- ➔ Pedale und Armgriffe müssen gleichmäßig und reibungsarm laufen.
- ➔ Um die Trainingsintensität variieren zu können, sollte der Widerstand in Stufen verstellbar sein.
- ➔ Achten Sie auch auf verstellbare Handgriffe.
- ➔ Die mögliche Bewegungsamplitude sollte für Ihre Körpergröße ausreichend sein.

Der Skilanglaufrainer hat einen hervorragenden Effekt für das Training der Ausdauer und der Koordination.

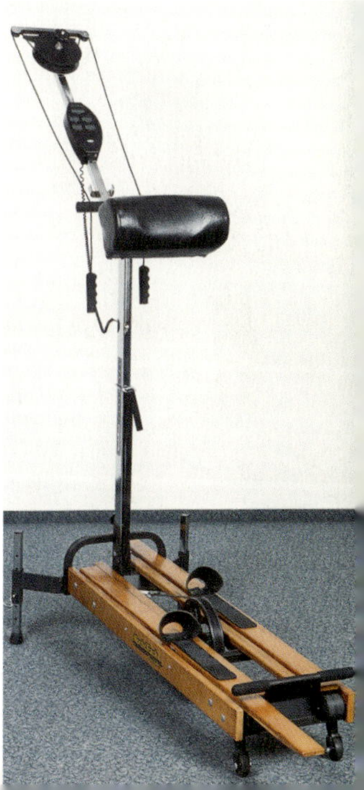

Skilanglauftrainer

Skilanglauf ist eine der gesündesten Sportarten überhaupt. In einer schonenden Gleitbewegung wird der gesamte Körper bewegt, ohne die Gelenke zu belasten. Folgerichtig wurde auch hier versucht, diese Bewegung auf einen Kardiotrainer zu übertragen und damit ein Ganzjahrestraining ermöglicht. Bei der Bewegung werden zwei Gleitschienen abwechselnd aktiv nach hinten und vorne bewegt. Gleichzeitig ziehen die Arme zwei freie Seilzugsysteme abwechselnd nach hinten. Der Körper wird im Becken durch ein Polster oder einen Sicherheitsriemen stabilisiert.

Warum ein Skilanglauftrainer?

- ➔ Bei konsequentem Armeinsatz werden bei entsprechend kräftig eingestelltem Widerstand alle großen Muskelgruppen effektiv trainiert.

Ein zentraler Gesichtspunkt bei der Auswahl eines Fitnessgeräts für ein optimales Gesundheitstraining ist, dass durch das Training möglichst viele Fitnessbereiche abgedeckt werden.

- Das Gerät hat einen hervorragenden Effekt für das Training der Ausdauer und der Koordination.
- Durch die Ganzkörperbewegung wird der Fettstoffwechsel äußerst wirksam angeregt.
- Die gleitende Bewegung schont die Gelenke.

Worauf Sie achten sollten

Der hohe koordinative Anspruch des Gerätes überfordert den Neueinsteiger manchmal. Deshalb sollten sich Ungeübte mit der anspruchsvollen Bewegung langsam vertraut machen: Zunächst nur die Beinbewegung lernen, dann erst die Arme hinzunehmen. Ziel ist es, die Diagonaltechnik des Skilanglaufs im Wanderschritt zu erlernen. Erst wenn ein flüssiger Bewegungsablauf im Gehschritt sicher ausgeführt werden kann, sollte das Tempo gesteigert werden.

Kriterien beim Kauf eines Skilanglauftrainers

- Meistens steckt in den Beinen mehr Kraft als in den Armen. Deshalb sollte der Widerstand für Armzüge und Gleitschienen unabhängig voneinander eingestellt werden können.
- Prüfen Sie, ob die Bewegung von Gleitschienen und Armzügen gleichmäßig und reibungsarm verläuft.
- Der Trainingscomputer sollte einfach und übersichtlich gestaltet sein.
- Achten Sie auf die Möglichkeit einer Pulsmessung.

Rudergeräte

Auch Rudergeräte gehören zu den Kraftausdauergeräten. Das Herz-Kreislauf-System wird effektiv trainiert und gleichzeitig finden alle großen Muskelgruppen wie Arm-, Schulter-, Rumpf-, und Beinmuskulatur ihren Einsatz.

Warum ein Rudergerät?

- Es trainiert effektiv das Herz-Kreislauf-System und kräftigt gleichzeitig alle großen Muskelgruppen.
- Die Rückenmuskulatur wird effektiv trainiert.
- Das Gerät ist ideal auch zum Aufwärmen für ein intensives Krafttraining.

Worauf Sie achten sollten

Ein Rudergerät ist entweder mit beweglichen Ruderbügeln oder mit einem Ruder-Seilzugsystem ausgestattet. Die beweglichen Bügel schulen gleichzeitig die Koordination. Häufig werden jedoch Seilzugsysteme bevorzugt, da diese Technologie einen harmonischen Bewegungsablauf unterstützt.

Wichtig beim Rudern ist, dass man die Bewegung aus den Beinen heraus drückt und den Rücken dabei zwar leicht nach vorne neigt, aber gerade hält.

Vermeiden Sie unbedingt eine Hohlkreuzposition. Besonders Menschen mit Rückenproblemen im Lendenwirbelbereich sollten genau auf eine korrekte Bewegungsausführung achten, da es sonst zu einer Fehlbelastung des Rückens kommt.

Da für die Bewegung viel Muskelkraft gebraucht wird, wird der Fettstoffwechsel durch sie eher langsam angekurbelt.

Bei Abnutzungserscheinungen im Wirbelsäulenbereich oder im Hüft-, Knie- oder Sprunggelenkbereich wird ein Arzt Ihnen vermutlich vom Rudern oder Joggen auf dem Laufband abraten und ein sanfteres Gerät, etwa ein Skilanglaufgerät oder einen Crosstrainer empfehlen.

Kriterien beim Kauf eines Rudergerätes

- ➔ Achten Sie auf eine stabile Rahmenkonstruktion und Standstabilität.
- ➔ Der Widerstand sollte von einfach bis schwer in Stufen zu verstellen sein.
- ➔ Prüfen Sie, ob die Bewegungsamplitude für Ihre Körpergröße auch ausreicht.
- ➔ Die Trittplatten sollten verstellbar und mit Fußschlaufen zum Fixieren der Füße ausgestattet sein.
- ➔ Ein bequemer und reibungsarmer Gleitsitz erleichtert die optimale Bewegungsausführung.
- ➔ Testen Sie, ob bewegliche Ruderbügel oder das Ruder-Seilzugsystem für Sie angenehmer sind.
- ➔ Der Trainingscomputer sollte einfach und übersichtlich gestaltet sein und alle für Sie wichtigen Trainingsdaten liefern.
- ➔ Überprüfen Sie, ob das Gerät eine Möglichkeit zur Pulsmessung bietet.

Beachten Sie beim Rudern, dass Sie den Rücken leicht nach vorne neigen, dabei aber gerade halten.

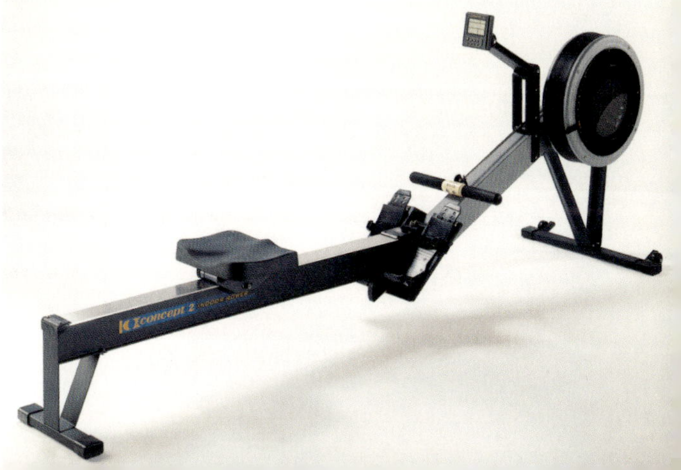

Alle Geräte im Überblick

Trainingsgerät	Trainingsbereich		Trainingswirkung
	Ausdauer	Kraft	
Heimfahrrad / Ergometer / Recumbent Bike	••• ••• •••	• • •	Herz-Kreislauf-System, Beinmuskulatur, ca. 40 % der Körpermuskulatur wird beansprucht, relativ gute Fettverbrennung
Crosstrainer (Ellipsentrainer)	•••	•	Ganzkörpertraining, guter Ausgleich für Sitzmenschen, gelenkschonend, hohe Fettverbrennung
Laufband	••••	•	Herz-Kreislauf-System, hervorragende Fettverbrennung, ca. 70 % der Körpermuskulatur wird beansprucht, Koordination wird geschult, Walking als gelenkschonende Variante
Stepper	•••	••	Herz-Kreislauf-System, Bein- und Gesäßmuskulatur wird intensiv trainiert, gelenkschonend
Climber	•••	••	Herz-Kreislauf-System, große Muskelgruppen werden trainiert, gelenkschonend
Skilanglauftrainer	••••	••	Ganzkörpertraining, hervorragende Fettverbrennung, Koordination
Rudergerät	•••	•••	Ganzkörpertraining, nahezu alle großen Muskelgruppen werden trainiert, Vorsicht bei Rückenproblemen
Bauchtrainer	•	•••	Bauchmuskulatur, stabilisiert und entlastet die Wirbelsäule, beugt Haltungsschäden vor
Rückentrainer	•	•••	Rückenmuskulatur, entlastet Wirbelsäule, beugt Haltungsschäden vor
Trainingsbank / Hantelbank	•	•••	Freies Hanteltraining für gezieltes Krafttraining, dreidimensionale Bewegungen schulen die Koordination
Kraftstation	•	•••	Gezieltes Krafttraining der Hauptmuskelgruppen, geführte Bewegung (zweidimensional), auch für Anfänger geeignet

Sinnvolle Kombinationen

Sollten Sie bereits ein Fitnessgerät besitzen und wollen Sie Ihr Programm durch ein zweites Gerät ausbauen, können Sie anhand der Tabelle erkennen, was eine sinnvolle Ergänzung wäre. Ausdauer und Kraft sollten in einem harmonischen Verhältnis zueinander trainiert werden. Wenn also Ihre Fitnessgeräte zusammen ein ausgewogenes Punkteverhältnis im Ausdauer- und Kraftbereich aufweisen, verfügen Sie über ein rundum perfektes Bewegungsprogramm.

Trainingsgerät	**Trainingsbereich**		**Welche Geräte lassen sich damit am besten kombinieren?**
	Ausdauer	Kraft	
Heimfahrrad / Ergometer / Recumbent Bike	••• / ••• / •••	• / • / •	Bauchtrainer, Rückentrainer, Trainingsmöglichkeit für den Oberkörper
Crosstrainer (Ellipsentrainer)	•••	•	Bauchtrainer, Trainingsmöglichkeit für den Oberkörper
Laufband	••••	•	Bauchtrainer, Trainingsmöglichkeit für den Oberkörper
Stepper	•••	••	Bauchtrainer, Rückentrainer, Trainingsmöglichkeit für den Oberkörper
Climber	•••	••	Bauchtrainer
Skilanglauftrainer	•••	••	Bauchtrainer
Rudergerät	•••	•••	Bauchtrainer
Bauchtrainer	•	•••	Ausdauergerät
Rückentrainer	•	•••	Ausdauergerät
Trainingsbank / Hantelbank	•	•••	Ausdauergerät
Kraftstation	•	•••	Ausdauergerät

Legende:

- •••• sehr gut geeignet
- ••• gut geeinet
- •• mittelmäßig geeignet
- • gering geeignet

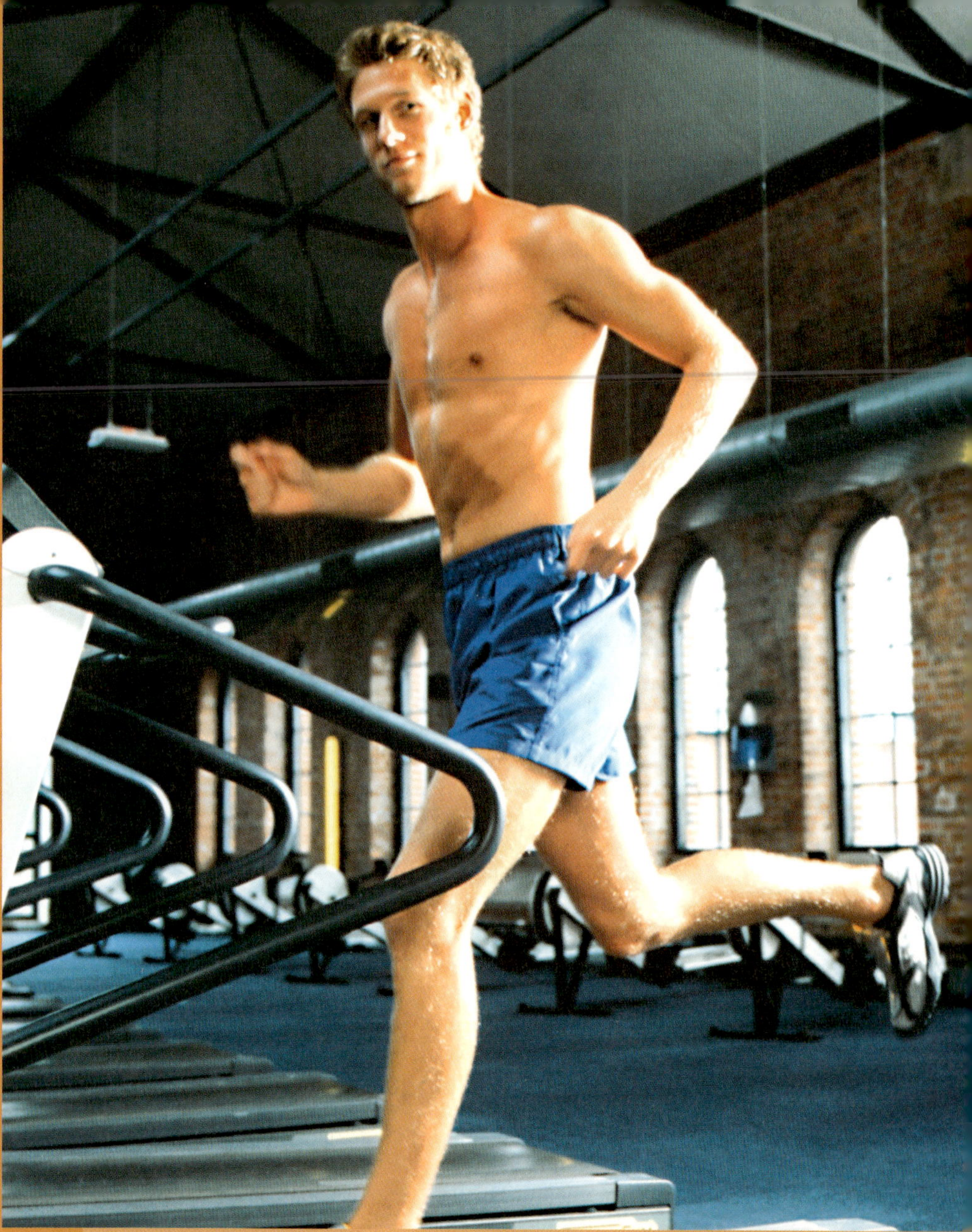

Übungen mit und ohne Gerät

Speziell für Ihr Trainingsziel

In diesem Kapitel finden Sie erprobte Übungen für die Trainingsziele

- Gesundheit
- Fatburning/Abnehmen
- Allgemeine sportliche Fitness
- Fitness für Profis
- Beweglichkeit/Koordination

Vorangestellte Grundlageninformationen liefern Ihnen dabei wichtige Tipps zur korrekten Ausführung.

Was Sie wissen sollten

Das Hauptziel des Heimtrainings ist der Erwerb und Erhalt einer umfassenden körperlichen Fitness. Wer Ausdauertraining betreibt und dazu noch die Bauchmuskeln kräftigt, nur um für die Freibad-Saison gewappnet zu sein, ist also weit davon entfernt, körperlich fit zu sein. Auch wenn das Erreichen körperlicher Attraktivität überaus verlockend ist, sollten Sie sich Gesundheit und allgemeine Fitness als Hauptziel setzen, denn nur über das Erreichen dieser Ziele ist auch Ihr optisches Wunschziel – ein straffer, wohlgeformter Körper – zu erreichen. Sagen Sie sich: »Aufgrund der vielen Vorteile möchte ich sportlich fit werden. Dabei ist mir aber auch das Schlanksein überaus wichtig, und ich will es nicht aus den Augen verlieren. Also verbinde ich das eine mit dem anderen.«

Ausdauer, Kraft, Beweglichkeit und Koordination

Wichtig für das allgemeine Fitness-Niveau sind konditionelle und koordinative Fähigkeiten: Ausdauer, Kraft, Beweglichkeit und Koordination. Zu den Übungen gibt Ihnen jeweils ein Info-Abschnitt Tipps für deren physiologisch-korrekte Ausführung. Die Ausdauerübungen werden beispielhaft an den entsprechenden Geräten erklärt. Sie sind jedoch mit der gleichen Belastungsstufe auch gut an anderen Geräten durchführbar. Einige Beispiele für Beweglichkeits- und Koordinationsübungen finden Sie am Ende dieses Kapitels.

Kraftübungen

Die Anforderungen der Kraftübungen können zum Teil noch gesteigert werden. Diese Möglichkeit ist durch das Symbol + gekennzeichnet. Sollte für die gesteigerte Ausführung eine detailliertere Erklärung erforderlich sein, folgt diese später in einem Extra-Abschnitt. Auf die noch folgende genaue Erklärung verweist der Pfeil ▶. Sollten bei der Steigerungsform Lang- bzw. Kurzhanteln verwendet werden, so ist dies gekennzeichnet mit LH und KH.

Die Anforderungen steigern

Wenn Sie Anfänger sind und Ihr Ziel allgemeine Fitness ist, beginnen Sie am besten mit dem Gesundheitstraining und steigern sich dann mit den beiden Fitnessbausteinen. Ist Ihr Ziel Ausbau einer bereits bestehenden Fitness, können Sie je nach Kondition und Ziel ohne Grundlagentraining mit einem der Fitnessbausteine beginnen.

Auch »Fatburning/Abnehmen« ist ein Teilziel auf dem Weg zu einem gesunden und fitten Körper. Für dieses Teilziel können Sie jedoch nur effektiv trainieren, wenn Sie bereits über eine bestimmte körperliche Grundlage verfügen, dann aber ist es sehr wirksam. Als Ungeübter sollten Sie sich zunächst eine allgemeine Fitness erwerben, bevor Sie diesen Übungsbaustein trainieren.

Gesundheitstraining

Beim Gesundheitstraining geht es darum, eine gesunde, physiologische Grundlage zu schaffen, auf der Sie dann Alltagsbelastungen und sportliche Anforderungen gut bewältigen können. Das Training besteht aus Ausdauer- und Kraftübungen.

Das sollten Sie beim Ausdauertraining Gesundheit beachten

Wenn Sie Ihrer Gesundheit zuliebe ein besonderes Gewicht auf das Kardiotraining legen möchten, sollten Sie sich darauf einstellen, möglichst lange zu trainieren. Die Belastungsintensität ist dabei im unteren Bereich der Fitnesstrainingszone zu wählen und darf nicht mehr als 70 bis 75 Prozent der Maximalleistung betragen (siehe Seite 51).

Damit Sie gesundheitlich voll von Ihrem Ausdauertraining profitieren, müssen Sie einen wöchentlichen Mehrverbrauch von etwa 2000 Kalorien erreichen. Die Kontrolle der Belastungsintensität mittels einer EKG-genauen Pulsuhr ist unbedingt zu empfehlen. Ihr Training gestalten Sie am besten nach der Dauermethode. Dabei bewegt sich die Herzfrequenz immer auf einem bestimmten Niveau und schwankt nur leicht.

Ausdauertraining Gesundheit

Training zur Verbesserung der aeroben Kapazität durch die Dauermethode auf dem Bike:

- Stellen Sie die Sitzhöhe Ihres Bikes so ein, dass das Bein im Kniegelenk fast komplett gestreckt ist, wenn Sie die Ferse auf das Pedal in der untersten Position stellen. Ziehen Sie die Pedalriemen fest um die Füße.
- Stellen Sie nun das Zufallsprogramm am Ergometer ein. Die Trainingsdauer für Anfänger beträgt 20 bis 35 Minuten, für Trainierte 35 bis 60 Minuten. Die Belastungsintensität ist mit ca. 60 bis 85 Prozent der maximalen Herzfrequenz zu wählen (entspricht auf dem Polarmessgerät der Own Zone™ basic).
- Pedalieren Sie stets mit einer Trittfrequenz von mindestens 75 U/min.

Wichtig: Halten Sie die Knie parallel, sodass sie nicht nach innen oder außen abweichen. Versuchen Sie, fest im Sattel zu bleiben und »Sattelhüpfen« zu vermeiden. Fahren Sie entspannt und vermeiden Sie, die Schultern verkrampft nach oben zu ziehen. Überprüfen Sie immer wieder die Haltung der Schultern. Halten Sie die Ellbogen leicht gebeugt und die Handgelenke gerade. Stellen Sie sich vor, dass Sie nicht nach unten, sondern nach vorne treten.

Das Training auf dem Heimfahrrad ist genau dosierbar.

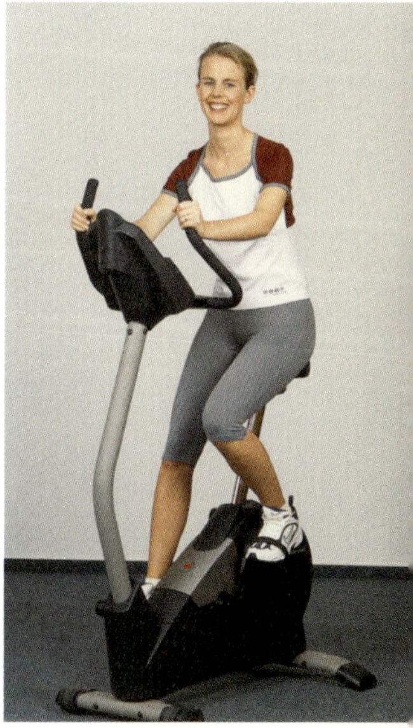

Das sollten Sie beim Krafttraining Gesundheit beachten

Krafttraining zielt besonders auf die Stärkung der zumeist schwachen Rumpfmuskulatur. Beginnen Sie jede statische Übung, indem Sie die Ausgangsposition einige Sekunden lang halten. Bleiben Sie 10 Sekunden lang in der Endposition und kehren Sie dann für etwa 3 Sekunden wieder in die Ausgangsposition zurück. Wiederholen Sie die Übung in diesem Zeitrhythmus. Dehnen Sie nach einer Übung möglichst die gegenseitige Muskulatur, bevor Sie zur nächsten Übung wechseln.

Krafttraining Gesundheit

Rückenstrecken über Gymnastikball (+ Tube bzw. Thera-Band)

Auch wenn es am Anfang nicht ganz leicht fällt: Atmen Sie ruhig weiter. Entwickeln Sie Ihren eigenen Atemrhythmus, der durchaus von Übung zu Übung variieren kann.

→ Knien Sie sich auf die Matte und legen Sie den Gymnastikball direkt vor sich hin.
→ Legen Sie sich mit dem Oberkörper ganz rund über den Ball. Die Knie sind leicht vom Boden abgehoben oder auf die Matte gestellt.
→ Die Arme mit nach unten gerichteten Handflächen leicht nach vorne strecken und den Blick nach unten richten. Dies ist die Ausgangsposition.
→ Heben Sie nun den Oberkörper vom Ball. Richten Sie sich dabei nur mit der Kraft der Rückenmuskulatur auf, während Sie die Schulterblätter zueinander ziehen.
→ Halten Sie die Endposition und kehren Sie dann wieder in die Ausgangslage zurück. Die Bewegung geschieht nur aus der Wirbelsäule und dem Schultergürtel heraus.

Rückentrainerübungen für die tiefliegende Rückenmuskulatur

Im Gegensatz zum Rückenstrecken auf dem Gymnastikball wird beim Rückentrainer die tiefliegende Rückenmuskulatur statisch gekräftigt. Besonders beansprucht werden auch die Muskeln von Gesäß und Oberschenkelrückseite.

Bei Herz-Kreislauf-Beschwerden ist die Rückentrainerübung nicht zu empfehlen.

→ Legen Sie sich mit dem Becken so auf das Polster, dass der Beckenkamm frei liegen kann. Beugen Sie leicht die Knie und fixieren Sie die Unterschenkel an der Gerätevorrichtung. Die Arme entweder seitlich neben dem Oberkörper halten oder vor der Brust verschränken.
→ Beugen Sie sich nun kontrolliert nach unten, bis Ober- und Unterkörper im rechten Winkel zueinander stehen. Kehren Sie in die Ausgangslage zurück, aber überstrecken Sie nicht.

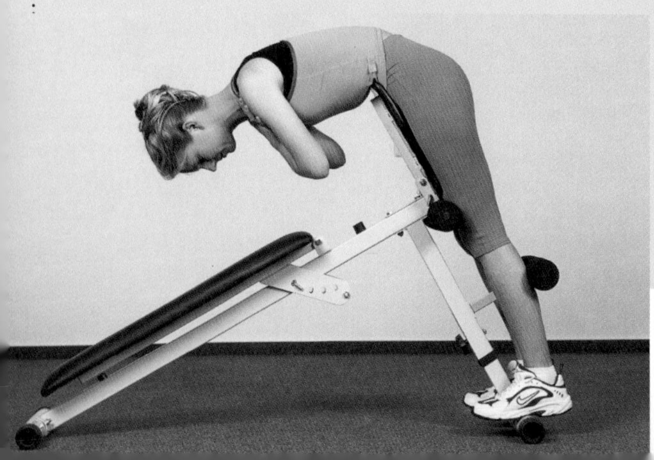

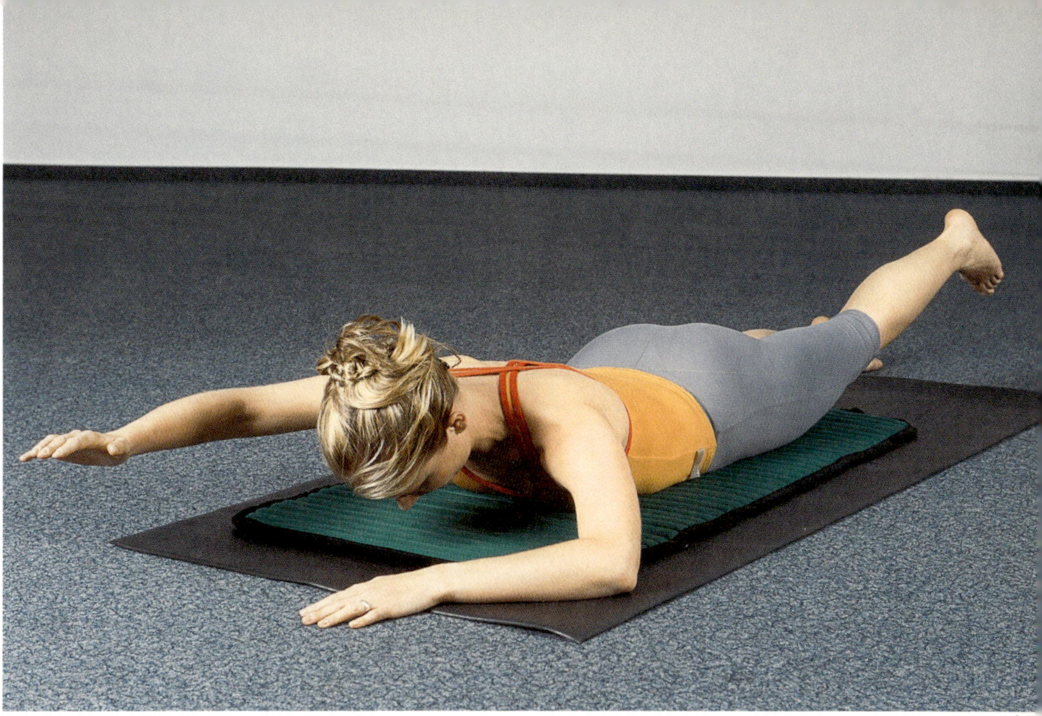

Diagonales Arm-Bein-Heben für den Rücken und das Gesäß (+ KH und Fußmanschetten)

Achten Sie darauf, die Gesäßspannung während der gesamten Übung beizubehalten.

- Legen Sie sich in Bauchlage auf eine Trainingsmatte. Strecken Sie die Beine nach hinten und die Arme fast ganz durchgestreckt nach vorne. Der Kopf ist leicht angehoben, die Augen blicken nach unten. Ziehen Sie nicht die Schultern nach oben.
- Heben Sie den rechten Arm und das linke Bein etwa einen Zentimeter vom Boden ab und drücken Sie gleichzeitig den linken Arm und das rechte Bein in Richtung Boden.
- Halten Sie die Position und wechseln Sie dann zur anderen Seite.

Wichtig: Das Becken muss aufgerichtet sein. Schieben Sie dazu Ihr Becken mit der Kraft der Gesäßmuskulatur in Richtung Matte und versuchen Sie, die Lendenwirbelsäule »rund zu machen«. Um ein Gefühl für die richtige Haltung zu entwickeln, können Sie zunächst auch das Gegenteil ausprobieren. Sie werden feststellen, dass Sie das Bein höher anheben können, wenn Sie die Übung ohne Beckenaufrichtung, d.h. mit Beckenkippung (Hohlkreuz) durchführen. Spannen Sie aber, so wie es richtig ist, den Po kräftig an, dann können Sie das Bein nur wenige Zentimeter anheben.

Versuchen Sie beim Reverse-Crunch mit der Kraft der Bauchmuskeln zu arbeiten und weniger mit der Kraft der Hüftmuskeln.

Reverse-Crunch mit Unterstützung für die Bauchmuskeln (▸ + ohne Unterstützung, siehe Seite 109)

- Legen Sie sich in Rückenlage auf eine Trainingsmatte und die Unterschenkel so auf einen Ball, dass Ober- und Unterschenkel einen rechten Winkel bilden. Die Arme seitlich neben dem Körper ablegen oder über den Kopf nach hinten ausstrecken und irgendwo fixieren. Wenn Sie gegen die Fixierung drücken, wird die Muskelbeanspruchung intensiver.
- Nun zuerst den Kopf anheben, dabei ein Doppelkinn machen und schräg nach oben blicken.
- Als nächstes das Becken gerade nach oben drücken, sodass es möglichst vollständig in der Luft ist und das Gewicht des Oberkörpers auf den Schultern ruht. Diese Position für einige Sekunden halten. Dann langsam wieder senken.

Brücke (+einbeinig, +erhöht)

- Legen Sie sich auf den Rücken. Stellen Sie die Füße auf den Boden und ziehen Sie die Fußspitzen Richtung Körper, sodass nur noch Ihre Fersen Bodenkontakt haben. Die Unterschenkel sollten mit den Oberschenkeln in etwa einen rechten Winkel bilden. Die Arme liegen leicht abgespreizt seitlich neben dem Körper, die Handrücken zeigen Richtung Boden.
- Heben Sie nun das Gesäß an, bis der Körper (Oberschenkel-Becken-Rumpf) eine gerade Linie bildet. Diese Position für einige Sekunden halten.

Wichtig: Machen Sie ein Doppelkinn, um die Halswirbelsäule zu strecken. Sie intensivieren diese Übung, wenn Sie den Abstand zwischen Unter- und Oberschenkel vergrößern.

Kniebeugen (+Tube, +KH, ▸ +einbeinig, siehe Seite 108)

Mit diesen Kniebeugen kräftigen Sie auch diejenigen Muskeln, die benötigt werden, um Gegenstände rückengerecht vom Boden aufzuheben, nämlich die Muskultur von Gesäß, von der tiefliegenden Rückenmuskulatur sowie von Ober- und Unterschenkeln.

- Stellen Sie sich gerade hin. Die Füße stehen mindestens hüftbreit auseinander und parallell, die Fußspitzen zeigen leicht nach außen. Bauch und Gesäß sind angespannt. Achten Sie darauf, dass Sie kein Hohlkreuz machen.
- Gehen Sie nun mit geradem und leicht nach vorne geneigtem Oberkörper in die Knie, bis die Oberschenkel parallel zum Boden sind. Halten Sie diese Position.

Viele glauben, dass Kniebeugen simpel sind, aber sie haben es wirklich in sich. Üben Sie die korrekte Ausführung Schritt für Schritt, damit jedes Detail sitzt.

Wichtig: Stellen Sie sich ein Lineal vor, das senkrecht an Ihre Fußspitzen gestellt wird. Die Knie müssen sich immer hinter dem Lineal befinden. Um die Übung richtig einzuüben, hat es sich bewährt, am Anfang eine Bank oder einen ähnlichen Gegenstand hinter das Gesäß zu stellen. Sollten Sie das Gleichgewicht verlieren, können Sie sich darauf setzen.

Beinpresse der multifunktionalen Kraftstation

Ähnlich wie Kniebeugen ist diese Komplex-Übung optimal für Ihre Beinmuskulatur. Besonders gekräftigt werden Gesäß und Oberschenkel.

- Sitzen Sie gerade und stabil. Der Rücken lehnt am Rückenpolster, der Bauch ist angespannt.
- Stellen Sie die Füße parallel auf die Pedale. Die Knie sind leicht gebeugt, die Beine parallel.
- Halten Sie sich an den Griffen fest und drücken Sie die Beinpresse nach vorne. Die Knie dabei nicht ganz durchstrecken.
- Ziehen Sie anschließend die Beine wieder zurück, bis der Kniewinkel etwa 90 Grad beträgt.

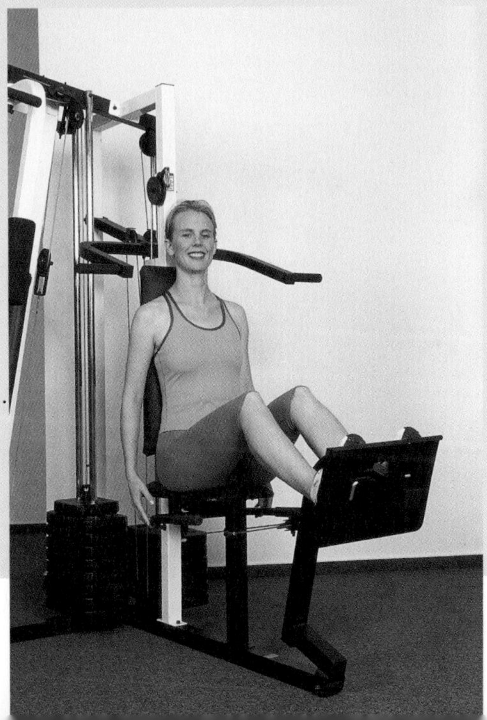

Hüfte, Knie und Fuß müssen in einer Linie sein und dürfen nicht nach innen oder außen abweichen. Je höher die Füße auf den Pedalen stehen, desto stärker wird die Gesäßmuskulatur gekräftigt.

Fatburning

Um erfolgreich Fett abzubauen, ist neben einer angepassten Ernährung und möglichst viel Bewegung im Alltag vor allem ein kombiniertes Training von Ausdauer und Kraft wichtig. In diesem Trainingsblock wird deshalb ein Fettstoffwechsellauf auf dem Laufband mit Kraftausdauertraining kombiniert. Dieses spezielle Training ermöglicht es, dass Sie nicht nur während, sondern auch nach dem Training reichlich Fett verbrennen, und zwar sogar dann noch, wenn Sie sich schon im tiefsten Schlaf befinden.

Die richtigen Geräte

Für das Ausdauertraining empfehlen wir Ihnen Laufband oder Skilanglaufgerät. Wenn Sie jedoch stark übergewichtig sind, sollten Sie ein gelenkschonendes Low-impact-Gerät wie das Fahrradergometer wählen, bei dem das Körpergewicht vom Sattel getragen wird. Für das Laufband wie für alle anderen Geräte gilt: Beginnen Sie zunächst langsam, laufen Sie nicht sofort drauf los. Gehen Sie (Walking) mit bewusstem Fußeinsatz und rollen Sie den Fuß gleichmäßig und ruhig ein wenig übertrieben ab. Das kräftigt nicht nur die Unterschenkel, sondern sorgt auch durch die so genannte Muskel-Venen-Pumpe für einen optimalen Blutrückfluss.

Das sollten Sie beim Ausdauertraining fürs Fatburning beachten

Um verstärkt Fettsäuren zur Energiegewinnung heranzuziehen, sollten Sie generell auf eine niedrige Trainingsintensität bei relativ hohem Trainingsumfang achten. Für die meisten Menschen ist Walking oder Slow-Running am günstigsten, da die Intensität mit maximal 60 bis 70 Prozent der maximalen Herzfrequenz oder der POLAR-Own Zone™-low relativ gemäßigt ist. Das Fettstoffwechseltraining lässt sich auch auf nüchternen Magen durchführen. Eine Tasse Kaffee vorab sorgt für einen zusätzlichen Fatburner-Effekt. Achten Sie aber während des Gehens auf eine ausreichende Flüssigkeitszufuhr und beenden Sie das Training auf jeden Fall, wenn Sie sich zittrig fühlen. Ihr Blutzuckerspiegel ist dann bedrohlich niedrig, und Sie sollten unbedingt etwas zu sich nehmen.

Ausdauerübung fürs Fatburning auf dem Laufband

- Beginnen Sie das Training auf dem Laufband nach der variablen Dauermethode (siehe Seite 31).
- Die Trainingsdauer liegt für Anfänger bei 20 bis 35 Minuten und für Fortgeschrittene bei 30 bis 45 Minuten. Wechseln Sie öfter mal innerhalb der Belastungsgrenzen von 60 bis 70 Prozent der Maximalleistung.

Tipp: Verändern Sie die Geschwindigkeit, wobei die Wechsel einigermaßen planmäßig erfolgen sollten. Gehen Sie anfangs gemächlich bei 60-prozentiger Belastungsintensität. Erhöhen Sie die Geschwindigkeit des Laufbands nach einigen Minuten, sodass der Puls auf 70 Prozent der Maximalleistung ansteigt. Nach einer Weile wieder langsamer gehen, dann wieder schneller.

Die Pfunde schmelzen dahin, wenn Sie zusätzlich pro Woche etwa 1500 bis 2000 Kalorien verbrennen. Dieses Training hilft Ihnen dabei sehr effektiv; aber auch nur dann, wenn Sie es regelmäßig durchführen.

Das sollten Sie beim Kraftausdauerteil beachten

An den Ausdauertrainingsteil schließt der Kraftausdauerteil an, der als Circuittraining (Zirkeltraining) konzipiert ist. Dabei werden die einzelnen Übungen ohne Pause miteinander kombiniert. Nach einem abgeschlossenen Circuit können Sie nach etwa drei bis fünf Minuten Pause ein bis zwei weitere Runden folgen lassen.

Die Dauer der Trainingsserien

Die einzelne Trainingsserie einer Übung dauert ca. 90 Sekunden. Die Muskeln sollten sich müde anfühlen, auch ein leichtes Brennen darf zu spüren sein. Wenn Sie über 90 Sekunden für eine Serie benötigen, wird eher die Ausdauerkraft, in der darunter liegenden Zeit die Kraftausdauer trainiert. Beim Krafttraining zur Verbesserung der Kraftausdauer wird der Puls hochgehalten, sodass bei der Kräftigung der Muskeln auch Fettsäuren zur Verbrennung angeregt werden.

Kraftausdauerübungen fürs Fatburning

Kniebeugen mit Tube oder Kurzhanteln

- Führen Sie die Kniebeugen so aus wie auf Seite 90 f. beschrieben.
- Halten Sie jedoch zusätzlich in jeder Hand entweder ein Tube-Ende oder eine Kurzhantel.

Je mehr Muskulatur Sie haben, desto mehr Fett verbrennen Sie. Ein Extra-Bonus: Durch den erhöhten Grundumsatz geht die Fettverbrennung auch im Ruhezustand und im Schlaf weiter!

Beine abspreizen für die Oberschenkelaußenseite und die Gesäßmuskulatur

- Beide Füße auf das Tube stellen. Die Tube-Griffe befinden sich an den Hüften, das Standbein ist leicht gebeugt.
- Ein Bein zur Seite abspreizen. Diese Position einige Sekunden halten, dann das Bein langsam wider heranziehen. Die Übung mit dem anderen Bein wiederholen.

Bankdrücken mit Kurzhanteln (+LH)

- Legen Sie sich mit dem Rücken auf die Bank und nehmen Sie in jede Hand eine Kurzhantel. Die Beine sind in Reverse-Crunch-Position (siehe Seite 90).
- Drücken Sie die Hanteln nun gleichzeitig oder auch abwechselnd nach oben. Die Handgelenke dürfen dabei nicht abknicken, die Ellbogen bleiben in der Endposition leicht gebeugt.

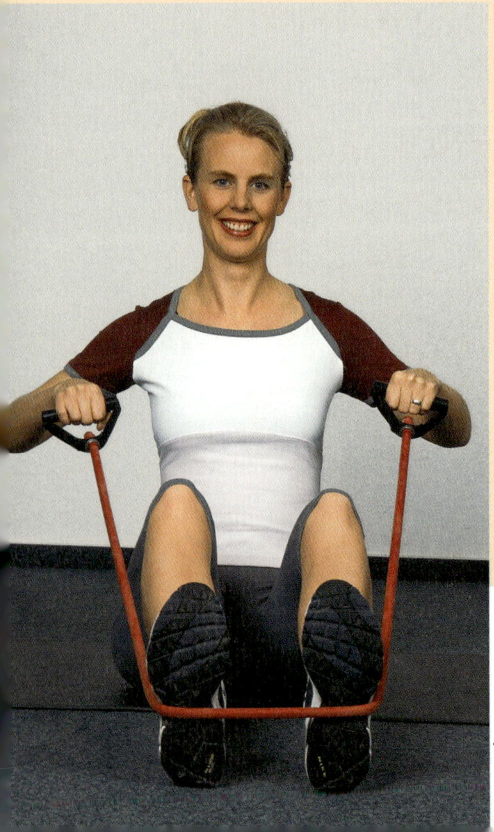

Tube-Rudern für die Schulter- und Rückenmuskulatur

Das Tube-Rudern kräftigt gezielt die Schulter- und Rückenmuskeln, die bei den meisten Sitzmenschen schwach und verspannt sind und deshalb oft Kopfschmerzen auslösen.

- Setzen Sie sich mit aufrechtem Rücken auf den Boden, die Beine leicht angewinkelt!
- Legen Sie ein Tube um Ihre Fußsohlen und halten Sie es an den Griffen in den Händen. Die Arme sind fast durchgestreckt, die Handflächen zeigen zum Fußboden.
- Die Beine nach vorne ausstrecken, bis die Knie gerade noch leicht gebeugt sind.
- Ziehen Sie nun, wie bei einer Ruderbewegung, die Ellbogen nach hinten, als ob diese sich hinter dem Rücken berühren wollten. Kurz halten.

Wichtig bei dieser Übung: die Bauchmuskulatur anspannen.

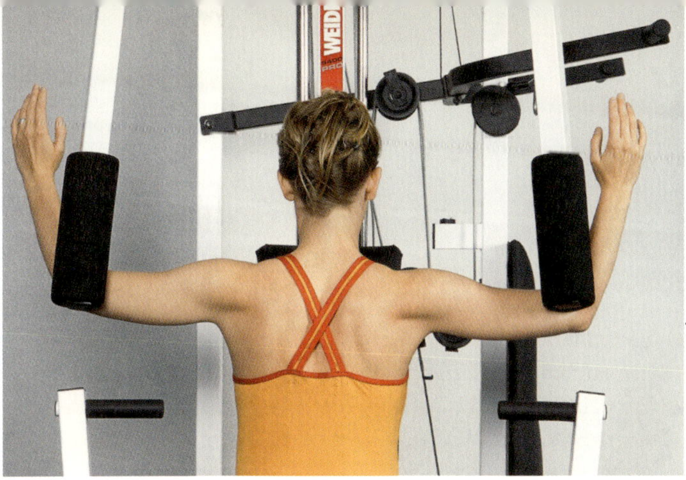

Halten Sie den Oberkörper ganz ruhig und bewegen Sie nur die Schultergelenke, sonst wird der korrekte Bewegungsablauf verfälscht.

Butterfly rückwärts an der multifunktionalen Kraftstation

Wie der Name schon sagt, ist diese Übung dem Butterfly entgegengesetzt (Die Butterfly-Übung finden Sie auf Seite 103). Sie sorgt für kräftige Muskeln zwischen den Schulterblättern, verhindert auf diese Weise eine schlaffe Brustpartie und sollte in das Kräftigungsprogramm aller PC-Arbeiter aufgenommen werden.

→ Sitzen Sie aufrecht mit dem Gesicht zum Zugturm. Die Oberseite des Unterarms liegt an der Armpolsterung, die Ellbogen zeigen einen 90-Grad-Winkel.

→ Führen Sie nun die Arme so weit es geht nach hinten. Ziehen Sie dabei die Schultern nach unten, behalten Sie aber während der Bewegung den rechten Winkel im Ellbogen bei. Behalten Sie die Bauchmuskeln angespannt.

→ Führen Sie die Arme anschließend langsam zurück. Wiederholen Sie den Bewegungsablauf mehrmals.

Wadenheben mit bzw. ohne Unterstützung (+einbeinig, +KH, +LH)

→ Sie stehen gerade und stabil. Bauch- und Gesäßmuskeln sind angespannt. Stellen Sie sich mit beiden Fußballen auf eine Erhöhung.

→ Senken Sie die Fersen, bis Sie eine Dehnung der Waden spüren.

→ Drücken Sie sich nun nach oben, sodass Sie nur noch auf den Zehenspitzen stehen. Kurz halten, dann wieder in die Ausgangsposition zurückkehren.

Wichtig bei dieser Übung ist: die Gesäßmuskulatur anspannen und ein Hohlkreuz vermeiden.

Allgemeine sportliche Fitness

Um allgemein sportlich fit zu werden, sollte neben einer konsequenten Ernährung besonders auf das Training von Ausdauer, Kraft und Beweglichkeit – genannt »Balanced Fitness« (vgl. BLOSS 1994) – geachtet werden: Entscheidend dabei ist die Regelmäßigkeit. Es kommt nicht darauf an, wie anstrengend das Training ist oder wie lange es dauert. Wichtiger ist, dass Sie das regelmäßige Training fest in Ihren Alltag integrieren. Nur durch den Aufbau einer guten allgemeinen Fitness verschwinden die körperlichen Problemzonen allmählich. Exzessives Spezialtraining dagegen zeigt hier kaum Wirkung.

Die weibliche Brust besteht aus Fett und Bindegewebe und kann deshalb selber nicht trainiert werden, aber eine Kräftigung der umliegenden Muskulatur sorgt für mehr Festigkeit.

Die Geräte

Das Training an den Kardiogeräten bildet die Grundlage für Ihr gesamtes Fitnesstraining, deshalb sollten Sie bei der Auswahl des Gerätes unbedingt darauf achten, dass Ihnen die Benutzung Freude bereitet. Es ist nicht so wichtig, ob Sie nun auf dem Laufband mehr Kalorien als auf dem Recumbent-Bike verbrauchen können. Wichtig ist, dass Sie gerne auf dem Bike sitzen, dann werden Sie auf ihm auch länger durchhalten.

Das sollten Sie beim Home Fitness-Ausdauertraining beachten

Für die sportliche Fitness sollten Sie Ihr Ausdauertraining variabel gestalten, hauptsächlich aber in der Fitnesstrainingszone von ca. 60 bis 85 Prozent der maximalen Herzfrequenz oder in der POLAR-Own-Zone™ trainieren. Trainieren Sie bevorzugt nach der Dauermethode, die Sie kontinuierlich, variabel oder als Fahrtspiel gestalten können.

Ausdauerübungen Fitness

Fahrtspiel auf Recumbent Bike

In dieser Trainingseinheit wird die Variante »Fahrtspiel« der Dauermethode benutzt, um die Basis-Ausdauer für alle weiteren Belastungen zu trainieren. Die Dauermethode ist grundsätzlich dadurch gekennzeichnet, dass eine ununterbrochene trainingswirksame Belastung über eine möglichst lange Zeitspanne aufrecht erhalten wird.

- → Beginnen Sie die Trainingseinheit, indem Sie am Ergometer ein Zufallsprogramm einstellen, das eine Fahrt auf dem Rad in die freie Umgebung simuliert. Die einzelnen Passagen haben wie in der freien Natur unterschiedliche Widerstände.
- → Als Neueinsteiger versuchen Sie 30 bis 45 Minuten durchzuhalten, was gerade zu Beginn nicht leicht sein wird. Verzweifeln Sie aber nicht, notfalls reduzieren Sie die Intensität.
- → Fortgeschrittene erhöhen die Dauer auf 45 bis 70 Minuten und sollten durch das Fahrtspiel das gesamte Spektrum der Belastungsintensitäten (60 bis 85 Prozent der maximalen Leistungsfähigkeit) durchspielen.

Machen Sie Ihre Trainingseinheiten zu einem festen Bestandteil Ihres Tagesablaufs. Das könnte etwa so aussehen: Morgens ein wenig stretchen und ein paar Balance-Übungen, zwei- bis dreimal pro Woche Ausdauertraining und auch zwei- bis dreimal Krafttraining. Das Ausdauertraining kann wahlweise je nach Jahreszeit und Wetter outdoor erfolgen.

Das sollten Sie beim Home Fitness-Krafttraining beachten

Trainieren Sie zwischen 65 bis 85 Prozent Ihrer Maximalkraft. Da die genaue Festlegung der Belastung schwierig ist, kommt der persönlich wahrgenommenen Anstrengung große Bedeutung zu (siehe Seite 31). Das Training können Sie ruhig vor der letztmöglichen Wiederholung abbrechen, wenn Sie die Anstrengung für »mittel« bis »schwer« halten. Auf diese Weise ersparen Sie sich etwaige Überlastungsfolgen. Trainieren Sie so viel wie möglich mit komplexen Übungen für alle Hauptmuskelgruppen. Ein Übungssatz sollte aus sechs bis fünfzehn Wiederholungen bei mittlerer Bewegungsgeschwindigkeit bestehen. Im Home Fitness-Krafttraining dauert eine ganze Wiederholung zwischen zwei (schnell) und zehn (langsam) Sekunden. Insgesamt können Sie von einer Übung bis zu drei Sätze ausführen, wobei zwischen den Sätzen eine kleine ein- bis dreiminütige Pause eingelegt werden sollte. Zum Krafterhalt und bei Zeitknappheit reicht ein Satz pro Übung.

Die korrekte Atemtechnik ist von großer Bedeutung: Bei Belastung ausatmen, bei Entspannung einatmen.

Kraftübungen Fitness

Kraftübungen beim Fitnesstraining bestehen aus Übungen zum Muskelaufbau, bei denen durch wiederholte Krafteinsätze unterhalb des Maximums die Muskeln bis zur Ermüdung belastet werden.

Fitnesssportler sollten das Krafttraining nicht nur als Ergänzung zum Ausdauertraining betrachten. Für eine ausgewogene Fitness ist es genauso wichtig wie das Ausdauertraining.

Beckenlift einbeinig auf der Trainingsbank (+Gymnastikball)

Mit dieser Übung kräftigen Sie die gesamte Beinrückseite, vom Po bis zu den Waden.

- Legen Sie sich mit dem Rücken vor die Trainingsbank auf eine Gymnastikmatte.
- Stellen Sie die Fersen auf die Bank und ziehen Sie die Fußspitzen in Richtung Körper. Ober- und Unterschenkel bilden dabei einen Winkel von ca. 90 Grad.
- Nun das Becken zur Decke heben, sodass der Oberkörper mit dem Unterkörper eine Linie bildet. Gleichzeitig mit den Fersen nach hinten drücken, ohne dass sich die Fußstellung dabei verändert.
- Ein Bein leicht gebeugt in Richtung Körper ziehen und in der Luft halten.
- Halten Sie dabei nicht die Luft an, sondern atmen Sie ruhig weiter. Führen Sie das Bein zurück in die Ausgangsposition.
- Statt der Trainingsbank können Sie auch einen Gymnastikball benutzen.

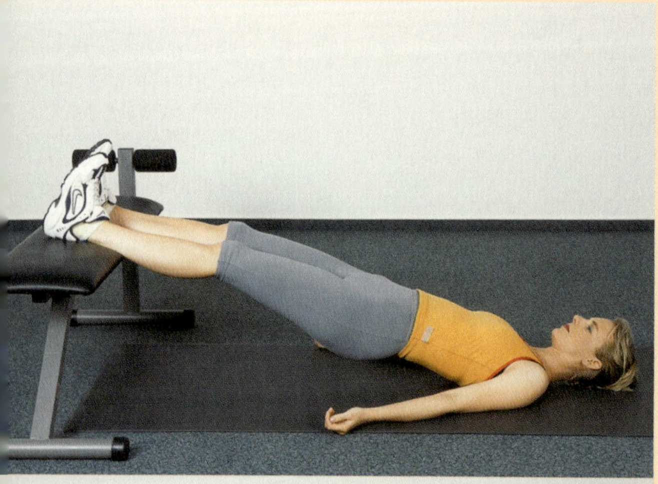

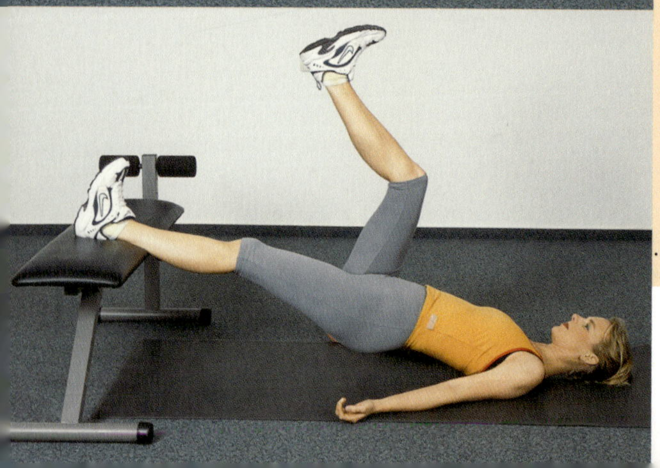

Machen Sie ein Doppelkinn und drehen Sie die Arme so nach außen, dass die Handrücken zum Boden zeigen. Wenn Sie die Beine in einem größeren Kniewinkel aufstellen, wird die Übung schwerer.

Kreuzheben mit Langhantel

Das Kreuzheben spricht große, funktionell zusammenhängende Muskelgruppen von Gesäß, Rücken und Oberschenkeln sowie viele weitere Hilfsmuskeln an.

- Stehen Sie schulterbreit und gehen Sie wie bei den Kniebeugen mit möglichst geradem und leicht nach vorne geneigtem Rücken in die Knie.
- Greifen Sie die Langhantel mit etwa schulterbreitem Obergriff, sodass die Handflächen zu Ihnen zeigen. Der Blick ist geradeaus gerichtet.
- Heben Sie das Gewicht so weit vom Boden ab, bis Sie wieder voll aufgerichtet sind. Zu Beginn der Bewegung kommt die Kraft vor allem aus den Oberschenkeln, später auch aus dem Rücken.
- Bei den Wiederholungen das Gewicht bis kurz über dem Boden ablassen.

Wenn Sie Anfänger sind, lassen Sie das Gewicht nur bis kurz oberhalb der Knie herabsinken. Dann richten Sie sich wieder auf. In der Endposition können Sie bei geeignetem Gewicht zusätzlich das Schulterheben für die Nackenmuskulatur durchführen. Dafür die Schultern in eine Ich-weiß-nicht-Haltung heben, dann wieder senken.

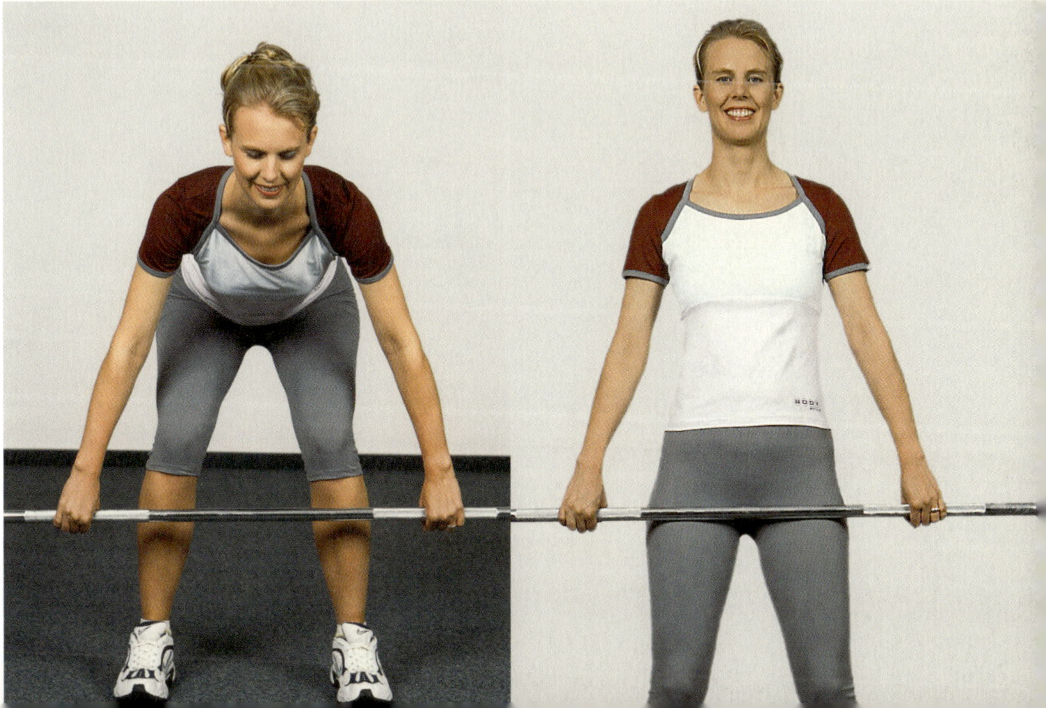

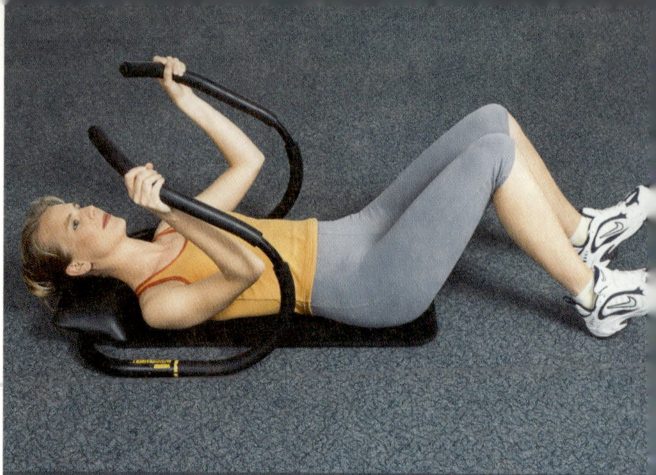

Die korrekte Atmung ist bei dieser Übung entscheidend: Beim Beugen des Oberkörpers ausatmen, beim Herablassen einatmen.

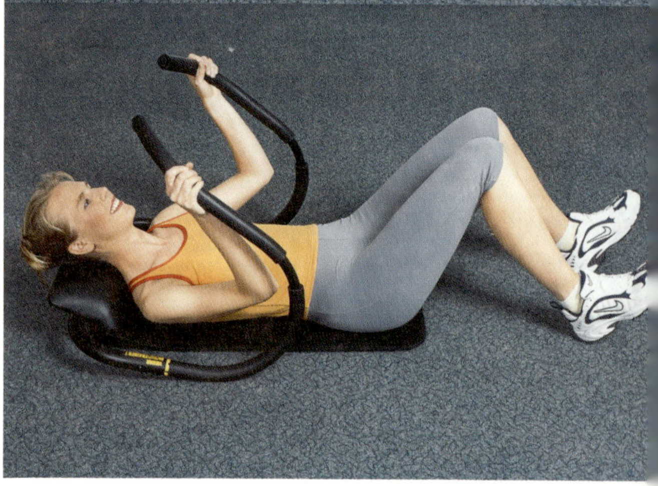

Übung mit dem Bauchtrainer

Mit dem Bauchtrainer kann die Bauchmuskulatur schnell und leicht in Form gebracht werden.

Der Vorteil des Geräts liegt in der geführten Bewegung, der Auflagefläche für den Kopf und in der Möglichkeit, die Bewegung durch den Druck der Arme auf das Gerät zu unterstützen, solange die Kraft der Bauchmuskulatur noch nicht ausreicht, um die Schultern vom Boden zu heben.

→ Stellen Sie Ihre Beine parallel mit rechtwinklig angezogenen Knien und mit zu sich hingezogenen Fußspitzen und Fersendruck entweder auf den Boden oder auf eine Trainingsbank, die vor Ihnen steht.
→ Legen Sie den Kopf auf die Ablage des Bauchtrainers.
→ Halten Sie sich oben am Gerät fest und heben Sie nun kontrolliert die Schultern nur mit Hilfe der Bauchmuskeln wenige Zentimeter vom Boden ab.
→ Kurz halten, dann wieder Richtung Boden nachgeben. Die Schultern aber nicht ganz ablegen, sondern kurz vor dem Boden wieder nach oben heben.
→ Achten Sie dabei auf Ihre Atmung: Beim Anheben stets ausatmen.

Wenn Sie bereits kräftigere Bauchmuskeln haben, sollten Sie aber auf das Trainieren Ihrer Bauchmuskeln keinesfalls verzichten. Da die meist schwache Halsmuskulatur bei der Übung mit dem Bauchtrainer nicht mittrainiert wird und sich durch den Druck der Arme die Beanspruchung der Bauchmuskeln in angemessenen Grenzen hält, sollten Sie sich dann aber eher der Trainingbank als Hilfsmittel bedienen. Für Fortgeschrittene ist deshalb die Übung Basic Crunch auf Seite 101 besser geeignet.

Basic Crunch für gerade und schräge Bauchmuskulatur (+ein Arm ausgestreckt, ++beide Arme ausgestreckt, +++Zusatzgewicht)

- Legen Sie sich vor der Trainingsbank mit den Füßen zur Bank in Rückenlage auf eine Matte.
- Stemmen Sie beide Fersen fest in die Bank, wobei Ober- und Unterschenkel einen rechten Winkel bilden. Die Arme auf der Brust verschränken.
- Heben Sie den Kopf so weit von der Matte ab, dass noch eine Faust zwischen Ihr Kinn und das obere Ende des Brustbeins passen würde.
- Heben Sie nun mit schräg nach oben gerichtetem Blick, nur durch die Kraft Ihrer Bauchmuskeln, die Schultern leicht vom Boden ab.
- Kehren Sie langsam in die Ausgangsposition zurück. Behalten Sie dabei aber die Spannung in der Muskulatur bei. Legen Sie die Schultern nicht komplett ab und lassen Sie den Kopf oben. Heben Sie beides kurz vor dem Boden wieder nach oben.
- Um die schräge Bauchmuskulatur zu trainieren, heben Sie nun nur eine Schulter vom Boden ab.
- Kehren Sie langsam in die Ausgangsposition zurück. Es passt immer noch eine Faust zwischen Ihr Kinn und das obere Ende des Brustbeins. Wiederholen Sie die Übung nun langsam mit der anderen Schulter.

Wichtig: Bei den Crunches kommt die Bewegung aus der Mitte. Im Idealfall ist die Bauchmuskulatur so stark, dass die Füße dabei nicht mehr fixiert werden müssen.

Wählen Sie in den ersten Wochen ein Gewicht, mit dem Sie die Übung problemlos durchführen können, und steigern Sie erst, wenn Sie die Bewegung wirklich gut beherrschen.

Bankdrücken mit Langhantel für die Brust-, Schulter- und Armmuskulatur

→ Legen Sie sich mit dem Rücken auf die Trainingsbank und halten Sie eine Langhantel mit etwas mehr als schulterbreitem Obergriff.
→ Drücken Sie die Stange beim Ausatmen so weit nach oben, bis die Ellbogen fast ganz gestreckt sind.

Wirbelsäulenschutz und einen zusätzlichen Trainingseffekt für die Bauchmuskeln erzielen Sie durch die Crunch-Position der Beine (siehe Seite 101). Die Handgelenke dürfen nicht abknicken die Ellbogen sind in der Endposition leicht gebeugt.

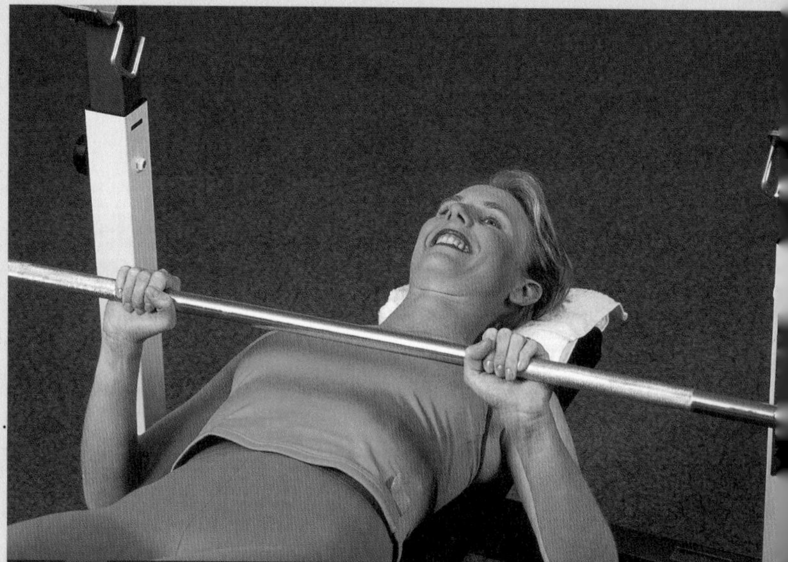

Vergessen Sie in Ihrem Trainingseifer nicht, der beanspruchten Muskulatur immer wieder einmal eine Erholungspause zu gewähren.

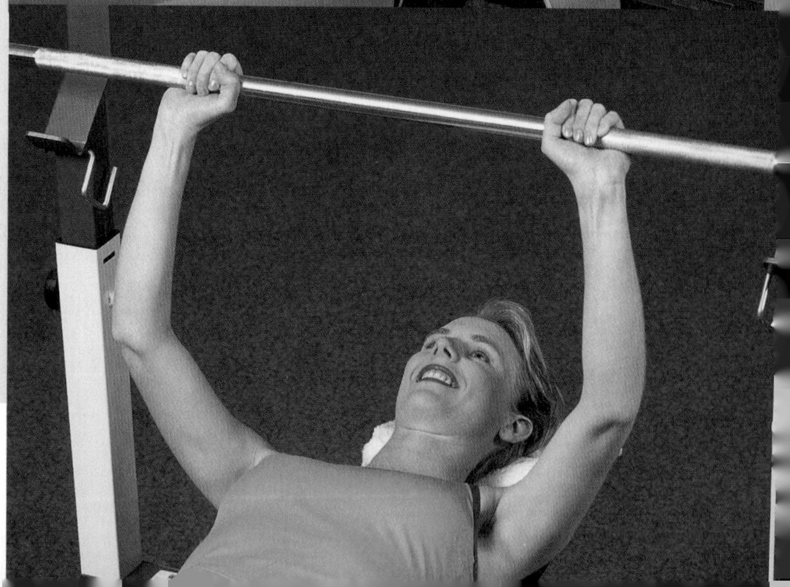

Butterfly für den großen Brustmuskel

Wenn Sie die Isolationsübung Butterfly und die Komplex-Übung Brustpresse miteinander kombinieren, können Sie sich das Vorermüdungsprinzip zu Nutze machen: Mit dem Butterfly den großen Brustmuskel »vorermüden« und ihn dann beim anschließenden Brustpressen komplett ermüden. Wenn Sie nur Brustpressen, gibt der Tricepsmuskel des Oberarms schon vor dem großen Brustmuskel auf, sodass eine optimale Kräftigung verhindert wird.

- → Lehnen Sie den Rücken gerade an das Rückenpolster und spannen Sie die Bauchmuskeln an.
- → Legen Sie die Unterarme von hinten an die Armpolsterung. Die Ellbogengelenke sollen ungefähr rechtwinklig sein.
- → Führen Sie die Arme nach vorne, bis sich die Armcurls berühren.
- → Dem Widerstand sehr langsam nachgeben, dabei die Arme nur so weit nach hinten führen, bis sie auf einer Linie mit dem Oberkörper sind.

Versuchen Sie die Armcurls vor allem mit den Ellbogen, weniger mit den Unterarmen zu drücken.

Brustpresse für den Oberkörper

Zur Kräftigung der Brust, des Oberarm-Triceps und des Delta-Muskels dient die Brustpresseübung an der Kraftstation. Die Brustpresse ist eigentlich ein Bankdrücken im Sitzen. Durch die Maschinenführung und den aufrechten Sitz hat sie jedoch den Vorteil, dass der Blutdruck dabei meist nicht so stark ansteigt.

- → Lehnen Sie den Rücken gerade an das Rückenpolster. Die Handgriffe sollten sich etwa auf Brusthöhe befinden. Lassen Sie die Schultern unten.
- → Greifen Sie die Handgriffe von oben, die Ellbogen zeigen leicht nach außen.
- → Die Armpresse nach vorne drücken und zurückkehren lassen.

Bei der Brustpresseübung die Handgelenke nicht abknicken und den Bauch anspannen.

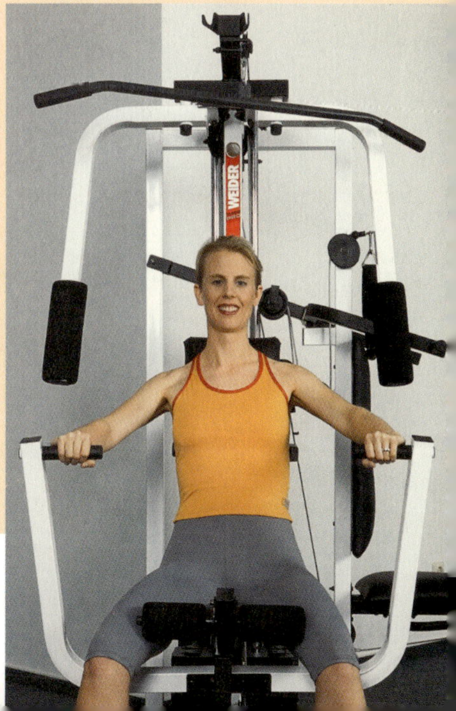

Latissimus-Zug an der Kraftstation

Der »verkehrte Klimmzug« ist eine optimale Übung, um die Rücken- und Schultermuskulatur zu kräftigen, wenn die Kraft für einen normalen Klimmzug noch nicht ausreicht. Klimmzugübungen für Fitnessprofis finden Sie auf Seite 109.

→ Befestigen Sie die Zugstange am oberen Seilzug. Setzen Sie sich frontal mit dem Gesicht zum Gerät. Halten Sie den Rücken gerade und die Arme in der Hochhalte.

→ Greifen Sie die Zugstange oben, wobei die Hände deutlich mehr als schulterbreiten Abstand voneinander haben.

→ Ziehen Sie die Zugstange hinter dem Kopf nach unten/hinten bis in den Nacken.

→ Kehren Sie anschließend langsam zurück. Die Ellbogen zeigen durchgängig nach außen. Wiederholen Sie den Bewegungsablauf mehrmals.

Wenn Sie die Brustmuskulatur insgesamt entwickeln, drückt diese von unten gegen das Bindegewebe der Brust und hebt sie dadurch an.

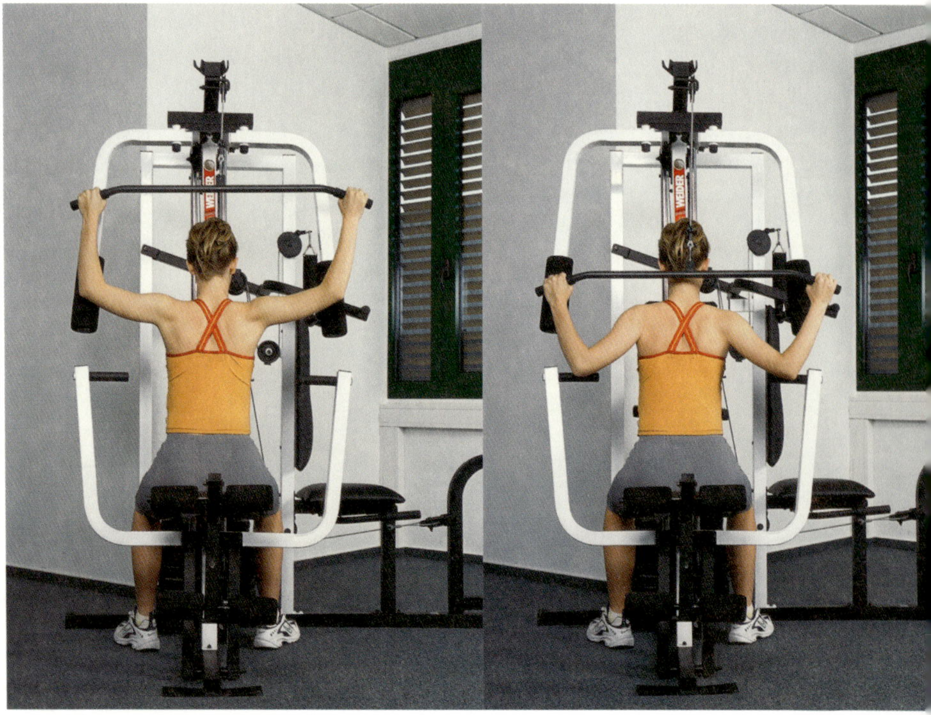

Wichtig: Blicken Sie immer geradeaus und halten Sie den Kopf in einer natürlichen Verlängerung der Wirbelsäule aufrecht. Die Stange weicht dem Kopf aus, nicht umgekehrt! Die korrekte Bewegung setzt eine gute Beweglichkeit der Schultergelenke voraus. Zur Haltungskontrolle führen Sie diese Übung am besten mit einem Spiegel vor sich aus: Wenn Sie sich jederzeit in die Augen sehen können, ist die Kopfhaltung höchstwahrscheinlich korrekt.

Wenn Ihre Rücken- und Schultermuskulatur noch nicht aufgebaut ist, sollten Sie diese Übung sehr behutsam durchführen. Achten Sie auch darauf, dass die Bewegungen gleichmäßig bleiben.

Pull-Overs mit Kurzhantel für die Brust-, Rücken- und Oberarmmuskulatur

→ Legen Sie sich mit dem Rücken auf die Trainingsbank und halten Sie die Kurzhanteln. Die Ellbogen bilden einen rechten Winkel und die Hände befinden sich etwas mehr als schulterbreit auseinander. Ihre Beine stehen auf der Bank oder sind in der Reverse-Crunch-Position (siehe Seite 90).

→ Nun die Hantel hinter den Kopf herabführen, bis die Oberarme unter Kopfhöhe parallel zum Boden sind. Die Unterarme verändern ihre Stellung zu den Oberarmen während der ganzen Bewegung nur geringfügig.

→ Kehren Sie anschließend wieder langsam in Ihre Ausgangsposition zurück. Wiederholen Sie den Bewegungsablauf mehrmals. Achten Sie dabei auf Ihre Haltung.

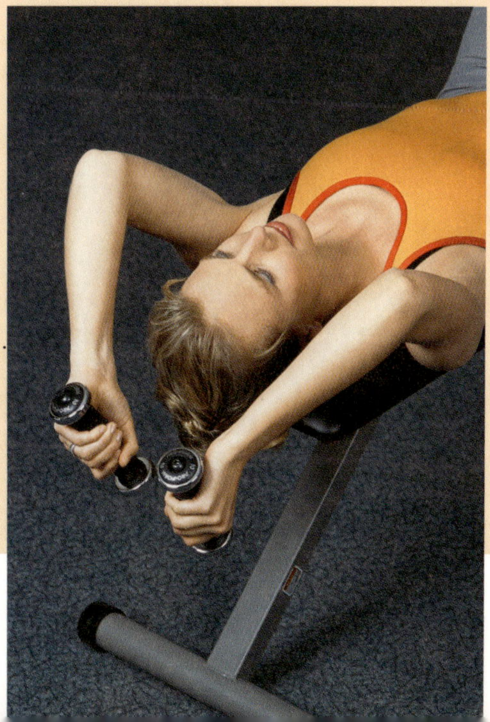

Die Daumen zeigen nach innen. Gesäßmuskulatur ist angespannt. Die Bewegung findet nur in den Schultergelenken statt.

Fitness für Profis

Sie können eine hohe Fitness vorweisen und möchten diese trotz Zeitmangel beibehalten oder verbessern? Dann empfehlen wir Ihnen schwerpunktmäßig ein Ganzkörpertraining auf einem entsprechenden Kardiogerät durchzuführen. Dafür eignen sich Crosstrainer, Skilanglaufgerät, Rudererergometer oder Climber, da sie praktisch alle Hauptmuskelgruppen trainieren.

Was Sie beim Ausdauertraining beachten sollten

Gestalten Sie Intensität und Umfang dieses Trainings abwechslungsreich. Etwa 20 Prozent des gesamten Trainingsumfangs sollten die intensiven Zeiten ausmachen. Anbieten würde es sich, das Training aufzuteilen: Morgens nüchtern, direkt nach dem Aufstehen, können Sie den Fettstoffwechsel trainieren, abends kommt eine etwas intensivere, dafür aber kürzere Einheit hinzu und einen freien Tag nutzen Sie für ein ausgiebiges Training der Grundlagenausdauer.

Lassen Sie regelmäßig Ihre kardiovaskuläre Fitness überprüfen. Gewöhnen Sie sich auch jeden Morgen die Ruhepulsmessung von mindestens einer Minute Dauer an, um auf eventuelle Überlastungen entsprechend reagieren zu können: das Ausdauertraining in dem Fall nur bis zu 65 Prozent der maximalen Herzfrequenz durchführen. Ein weiterer Gradmesser Ihrer Ausdauerleistungsfähigkeit ist das Absinken des Trainingspulses. Je schneller er nach einer sportlichen Anstrengung auf unter 100 Schläge sinkt, desto besser sind Sie trainiert.

Ausdauersportler verfügen in der Regel über einen relativ niedrigen Ruhepuls. Berufsradrennfahrer etwa haben nicht selten einen Ruheherzschlag von unter 30 Schlägen pro Minute.

Ausdauerübungen

Extensive Intervallmethode zur Verbesserung der aeroben Kapazität auf dem Climber

→ Wählen Sie an Ihrem Gerät das Intervallprogramm »Hügelprogramm« bzw. ein mehrfaches Pyramidentraining, sodass sich Phasen erhöhter Belastung mit Phasen leichteren Widerstands systematisch abwechseln. Beim Pyramidentraining nimmt die Belastungsintensität allmählich zu, bis sie nach Erreichen der Pyramidenspitze wieder langsam abfällt.

→ Fixieren Sie die Dauer der Belastung zwischen zwei bis vier Minuten. Am Ende dieser Phasen sollten Sie bis an die Obergrenze von 85 Prozent des maximalen Herzschlags vorgestoßen sein.
→ Legen Sie die Erholungsphasen auf mindestens ein bis zwei Minuten fest, wobei der Puls bis unter die Grenze von 65 Prozent des Maximalpulses abgefallen sein sollte, bevor der erneute Wechsel erfolgt.
→ Wiederholen Sie diesen Ablauf drei- bis fünfmal und legen Sie dann eine so genannte Serienpause von drei bis fünf Minuten ein, während die Belastungsintensität unbedingt unter 65 Prozent bleiben sollte. Intensivieren Sie nach Lust und Laune und Erfahrung durch zwei bis vier Serien hinweg.

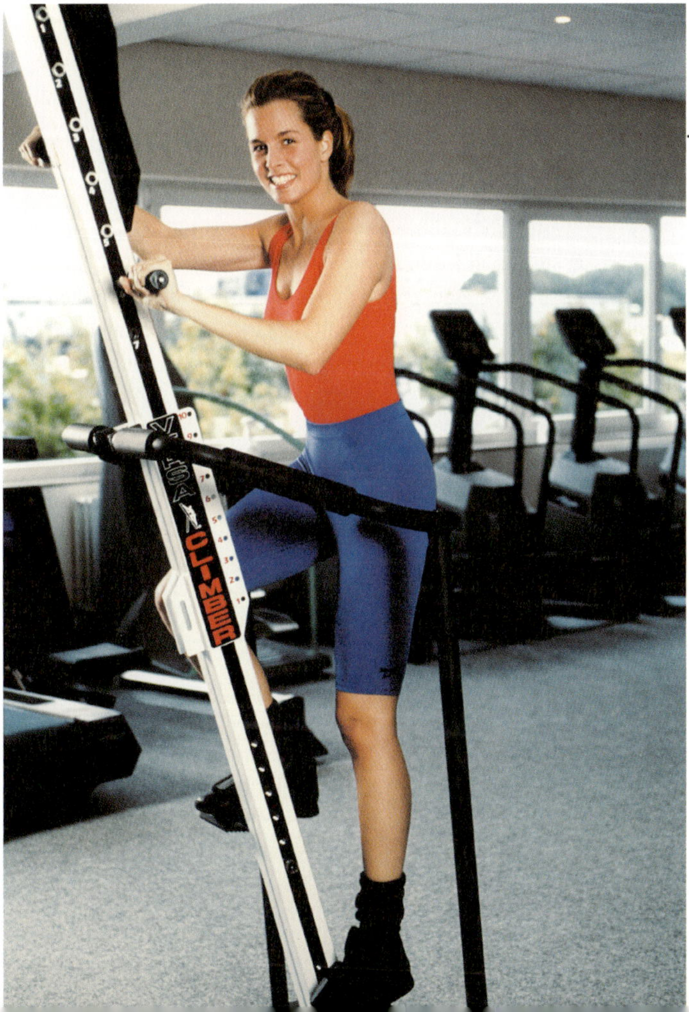

Der Climber – das Fitnessgerät für Ausdauerprofis

Was Sie beim Krafttraining beachten sollten

Das Krafttraining sollte einfach, kurz und hart sein, wobei eine einzelne Trainingseinheit nicht länger als 30 bis 60 Minuten dauern sollte. Ein einzelner Satz sollte in etwa 30 Sekunden abgeschlossen sein. In dieser Zeit sollten Sie sich ausbelastet haben. Die letzte Wiederholung muss also wirklich die letzte sein. Nur wenn die Muskulatur so stark gefordert wird, dass sie die Leistung fast nicht mehr zu erbringen vermag, wächst sie kontinuierlich an.
Wenn Sie mit Krafttraining nach der Uhr bereits Erfahrung haben, können Sie auch ein Mehrsatztraining durchführen. Zu Beginn reicht sonst ein einzelner Satz pro Übung aus. Integrieren Sie tägliche Stretchingübungen zusätzlich zum Cool-down-Stretchen fest in Ihren Alltag. Sie können die Übungen beispielsweise zur Entspannung nach einem anstrengenden Tag oder als Arbeitspause nutzen, wenn Sie am Computer arbeiten.

Kraftübungen

Erhöhte Liegestütze (+Zusatzgewicht, +einarmig)

- Stellen Sie die Fußspitzen auf eine leichte Erhöhung. Gehen Sie mit etwa schulterbreitem Stütz, leicht gebeugten Ellbogen und leicht nach innen gedrehten Händen in die Stütz-Ausgangsposition. Spannen Sie den Körper an, halten Sie sich gerade.
- Senken Sie Ihren Körper, bis Ober- und Unterarm einen rechten Winkel bilden. Gehen Sie zurück in die Ausgangsposition.

Sämtliche Bewegungen korrekt und konzentriert auszuführen ist das A und O für einen guten Trainingserfolg und obendrein der wirksamste Verletzungsschutz.

Einbeinkniebeuge (+Zusatzgewicht, +beidbeinig mit LH)

- Stellen Sie sich mit einem Bein auf eine Bank. Zur Wahrung der Balance halten Sie sich mit beiden Händen an einem geeigneten Gegenstand fest, zum Beispiel an einer Stange.
- Beugen Sie das Knie, bis der Oberschenkel sich etwa parallel zum Boden befindet.
- Das Knie wieder strecken und in die Ausgangsposition zurückkehren.

Pull-Ups für Rücken, Schultern und Arme (+Klimmzug)

Diese Übung ist ein Klimmzug im Liegen.

- → Legen Sie sich unter eine Hantelstange, die sich auf zwei Kästen oder in einer Multi-Presse befindet.
- → Ziehen Sie sich an der Stange nach oben.

Senken Sie ihren Körper langsam, bis Sie sich wieder in der Ausgangsposition befinden.

Wichtig: Spannen Sie die Rumpfmuskulatur an.

Muskuläre Dysbalancen sind die häufigste Ursache für Gelenkbeschwerden und Schmerzen. Insbesondere Schmerzen im Rückenbereich lassen sich öfters auf diese Ursache zurückführen.

Reverse-Crunch ohne Unterstützung (+mit KH zwischen den Füßen)

- → Legen Sie sich auf den Rücken. Die Arme mit nach außen gedrehten Handflächen neben den Körper legen oder über den Kopf gestreckt fixieren. Die Oberschenkel bis zur Senkrechten beugen, wobei sich die Unterschenkel überkreuzen.
- → Heben Sie nun das Becken durch die Kraft der Bauchmuskeln geradewegs nach oben, sodass es möglichst vollständig in der Luft ist und das Gewicht des Oberkörpers auf den Schultern ruht. Diese Position für einige Sekunden halten.
- → Kehren Sie wieder in die Ausgangslage zurück.

Wichtig: Machen Sie ein Doppelkinn und atmen Sie gleichmäßig.
Verwenden Sie die Arme nur zur Stabilisierung, üben Sie keinen Druck damit aus.

Dehnen nicht vergessen

Dehnen/Stretching gehört zum Auftakt und Abschluss einer Ausdauer- oder Krafteinheit immer mit dazu. Planen Sie daher am besten zusätzlich zu Ihrer normalen Trainingszeit immer etwa fünfzehn bis zwanzig Minuten dafür ein.

Muskeln lassen sich häufig schneller dehnen, wenn Sie während der Dehnung versuchen, die betroffenen Muskeln durch Atmen bewusst zu entspannen. Dabei lässt sich eine Eigenheit der Körperspannung nutzen: Beim Einatmen erhöht sie sich, beim Ausatmen sinkt sie.

Was und wie häufig Sie dehnen sollten

Es gibt bestimmte Dehnübungen, die das Grundgerüst eines jeden Stretchingtrainings darstellen sollten. Wenn Sie sich um diese Dehnbereiche regelmäßig kümmern, bleiben Sie beweglich. Eine Auswahl solcher obligatorischer Übungen finden Sie im folgenden Übungskatalog. Dehnen Sie lieber jeden Tag ein paar Minuten als nur manchmal eine halbe Stunde. Zusätzlich zum Dehnen als Abschluss eines Konditionstrainings sollte mindestens einmal, noch besser zweimal in der Woche gedehnt werden, bei individueller Problematik, etwa pathologisch eingeschränkter Beweglichkeit, sogar jeden Tag mehrmals.

Dehnen entspannt!

Dehnübungen, die im Gesundheits- und Fitnesstraining wichtig sind, haben den großen Vorteil, dass sie entspannen und kaum Anstrengung erfordern. Sie lassen sich bequem einfach mal durchführen. Dennoch sollten Sie sie sehr sorgfältig ausführen, denn nur wenn Sie vorsichtig bis zu den sensiblen im Körper angelegten Dehngrenzen gelangen, erfüllt das Dehnen seinen Sinn und Zweck. Der eigene Körper sowie ein paar Hilfsmittel wie eine Trainingsmatte, ein Handtuch, ein Seil, eventuell ein Türrahmen usw. eignen sich hervorragend für ein allgemeines Beweglichkeitstraining, bei dem das Schwergewicht auf dem Entspannen liegt.

Grundregeln fürs Dehnen

Explosive und stark federnde Bewegungen sind für ein entspannendes Stretching kontraproduktiv. Auf schnelle und intensive Dehnreize reagieren die Muskelspindeln mit einer gleichfalls starken Kontraktion des Muskels. Wer also beim Stretching besonders tatkräftig und entschlossen vorgeht, erreicht erst einmal, dass es immer schwerer wird, gegen die starke Anspannung des Muskels zu dehnen. In den Sehnen befinden sich nämlich die so genannten Golgi-Sehnenorgane, die mit einer Hemmung der Muskelkontraktion auf sehr hohe und/oder lange Spannungen reagieren. Wenn Sie lange genug, d. h. länger als zwanzig Sekunden bei einem leichten Ziehen in der Muskulatur in einer Dehnposition verharren, »bedanken sich« die Golgi-Sehnenorgane dafür bei Ihnen, indem sie die Kontraktion des Muskels hemmen beziehungsweise lösen.

Dehnen Sie also ganz allmählich, bis Sie an einen Punkt gelangen, an dem Sie ein leichtes Ziehen verspüren. In dieser Position können Sie nun lange verharren, mindestens jedoch fünfzehn Sekunden. Dann haben Sie zwei Möglichkeiten: Entweder Sie beenden die Dehnung oder Sie setzen sie mit etwas mehr Intensität für etwa weitere fünfzehn Sekunden lang fort. Im ersten Fall spricht man von Andehnen, im zweiten von Nachdehnen. Je nach Lust und Laune können Sie diesen Vorgang ein- bis dreimal pro Muskel(-gruppe) wiederholen.

Folgende Grundprinzipien haben sich beim Dehnen bewährt:

- Die Dehnung soll leicht ziehen, aber nicht schmerzen.
- Zum Ende der Dehnung sollte das leichte Ziehen vom Beginn kaum noch spürbar sein.
- Ruhe, Muße, Behutsamkeit und Konzentration sind die Erfolgsgaranten für ein entspanntes und entspannendes Stretching.
- Bei ruhiger Musik, angenehmer Temperatur und mit bequemer Wohlfühl-Kleidung dehnt es sich leichter.
- Auf Tests und Leistungskontrollen können Sie verzichten; im Stretching geht es vor allem darum, das Körpergefühl zu entdecken.

Das Wissen um die Wirkungen des Beweglichkeitstrainings und des Dehnens ist mehrere tausend Jahre alt. In fernöstlichen Kulturen wurde das Dehnen als Teil eines Ganzen gesehen, das sowohl auf physische als auch auf psychische Entspannung und Gesundung abzielte.

Übungen zum Dehnen

Beckenkippung

- Stellen Sie Ihre Füße parallel mit schulterbreitem Abstand. Gehen Sie leicht in die Knie.
- Kippen Sie das Becken nach hinten, sodass ein Hohlkreuz entsteht.

Beckenaufrichtung

- Stellen Sie Ihre Füße parallel mit schulterbreitem Abstand. Gehen Sie leicht in die Knie.
- Schieben Sie das Becken durch die Kraft des Gesäßes vor.

Der Fuß sollte nicht maximal an das Gesäß herangezogen werden. Die Dehnung erfolgt eher durch das Beckenaufrichten.

Dehnung der Gesäßmuskulatur

- Legen Sie sich vor einer Wand auf den Rücken.
- Stützen Sie das rechte Bein gegen die Wand, sodass Ober- und Unterschenkel einen rechten Winkel bilden.
- Schlagen Sie das linke Bein über das abgestützte rechte.
- Kippen Sie das Becken.

Dehnung der Oberschenkelrückseite

- Setzen Sie sich im mit gestreckten Beinen auf den Boden.
- Richten Sie Ihre Wirbelsäule mit Hilfe eines um die Füße gelegten Handtuchs auf. Ziehen Sie die Arme dabei gerade nach hinten und kippen Sie das Becken (Hohlkreuzbildung).

Alternative:

- Stellen Sie ein Bein mit leicht gebeugtem Knie auf eine kleine Erhöhung (ca. zehn Zentimeter).
- Ziehen Sie bei geradem Rücken die Fußspitze dieses Beins zum Körper soweit es geht.
- Kippen Sie das Becken nach vorne und strecken Sie nun das Bein durch.

Dehnung der Oberschenkelvorderseite

- Stellen Sie sich in die Nähe eines Gegenstandes, an dem Sie sich festhalten können. Halten Sie die Knie parallel.
- Umfassen Sie einen Fußrücken von unten mit der Hand und ziehen Sie ihn zum Gesäß. Richten Sie dabei das Becken auf.

Dehnung der Adduktoren

- Setzen Sie sich im im Grätschsitz mit geradem, aufgerichtetem Rücken auf den Boden.
- Kippen Sie das Becken, sodass Sie leicht ins Hohlkreuz kommen. Die Beckenkipppung können Sie mit den Händen hinter dem Gesäß und eventuell einem Keilkissen verstärken.

Dehnung der Brustmuskulatur

- Halten Sie im Stand mit leicht nach vorne geneigtem Oberkörper ein Handtuch zwischen den mindestens schulterbreit entfernten Händen.

→ Führen Sie die nach oben ausgestreckten Arme nach hinten. Ziehen Sie dabei die Schulterblätter nach unten. Hinten festhalten und »verankern«.

Kombinationsdehnung von Brust- und Bauchmuskulatur

→ Legen Sie sich rücklings auf den Gymnastikball und lassen Sie die Arme herunterhängen. Das Körpergewicht wird vom Ball getragen.

Dehnung der Hals- und Nackenmuskulatur

Diese Übung ist eine Wohltat für Menschen, die viel sitzen.

→ Gehen Sie in einen etwa schulterbreiten Stand.

→ Drehen Sie die Arme nach außen, sodass die Handflächen zum Oberschenkel gedreht werden.

→ Heben Sie das Brustbein an. Neigen Sie ein Ohr zur Schulter.

→ Halten Sie den Kopf; neigen Sie ihn dann zur anderen Seite.

Wichtig: Lassen Sie die Schultern unten und ziehen Sie das Ohr zur Schulter, nicht umgekehrt.

Für das Stretching gilt: Als Abschluss einer Ausdauer- oder Krafteinheit gehört es auf jeden Fall mit dazu. Planen Sie dafür bei der Strukturierung Ihrer Trainingszeiten etwa 20 Minuten mit ein.

Koordinationstraining

Der ganzheitliche Ansatz der »Balanced Home Fitness« sollte nicht die Schulung der Koordination vernachlässigen. Eine Beschränkung allein auf die Optimierung der Komponenten Ausdauer, Kraft und Beweglichkeit erscheint zwar in vielen Fällen aufgrund des Zeitmangels zweckmäßig, ist aber zu einseitig.

Fitness führt nicht automatisch zu einer guten Körperbeherrschung

Wenn Sie fitter werden, steigt der Spaß an Bewegung insgesamt. Vielleicht möchten Sie jetzt auch einmal neue Sportarten, besonders auch koordinativ anspruchsvolle Trendsportarten wie Skaten und Surfen ausprobieren. Dabei müssen Sie jedoch beachten, dass eine gute Basis für Fitness nicht automatisch zu einer guten Bewegungskoordination führt. Trifft die gute Kondition auf eine mangelnde Koordination, können Verletzungen die Folge sein. Dem gilt es durch ein adäquates Koordinationstraining vorzubeugen. Dieses beschränkt sich jedoch nicht nur auf den Sport, sondern wirkt auch in den Alltag hinein, indem es zur Verletzungsprophylaxe beiträgt.

Der Trainingseffekt im Vergleich zum Aufwand ist enorm. Sie werden sich wesentlich sicherer im Umgang mit Ihrem Körper fühlen, im Alltag und im Sport. Der Aufwand ist nämlich vergleichsweise bescheiden: Wenn Sie die Übungen in Ihre Trainingseinheit aufnehmen, verlängert diese sich um ein paar Minuten und wenn Sie geschickt einige Situationen des Alltags für ein paar Koordinationsübungen nutzen, macht sich der Aufwand überhaupt nicht bemerkbar.

Für den verletzungsfreien, schon von Kindheit an sportlichen Menschen ist ein gesondertes Koordinationstraining unserer Ansicht nach nicht notwendig. Wer jedoch nicht auf eine sportliche Karriere zurückblicken kann und neu in das Heimtraining einsteigt, sollte einige koordinative Übungen in sein Training und/oder den Alltag integrieren.

Stabilisationstraining als Hauptübungsform

Im Heimtraining sind die Möglichkeiten, bestimmte Koordinationsübungen durchzuführen, naturgemäß eingeschränkt – allenfalls das Laufband ist dazu geeignet. Dabei lässt sich aber gut die Stabilisierung des Standes trainieren, was für zahlreiche Sportarten wichtig ist. Stabilisationstraining ist auch für bereits »Vorgeschädigte« interessant, die sich im Sport eine Bänderdehnung oder einen -riss zugezogen haben und nun ständig ein schwammiges Gefühl in Ihren Sprunggelenken verspüren.

Koordinationsübungen für den Alltag

Die Koordinationsübungen, die wir für Sie zusammengestellt haben, lassen sich leicht in den Alltag integrieren, sodass Sie nicht noch mehr Zeit für das Training aufbringen müssen. Aber natürlich können Sie sie auch zu einer eigenständigen Trainingseinheit ausbauen oder sie einfach vor das Training der Ausdauer und Kraft stellen. Der Einbeinstand ist eine der vielfach bewährten Übungen, die Ihre Koordination so schulen, dass Sie in problematischen Situationen (»Umknicken«) besser reagieren und somit eine Verletzung besser verhindern können.

Einbeinstand zur Standstabilisierung

➔ Stehen Sie aufrecht mit parallel gestellten Füßen.
➔ Heben Sie ein Bein vom Boden ab.
➔ Beugen Sie das Knie des Standbeins ein wenig.

Achten Sie darauf, dass Knie- und Sprunggelenk nicht nach innen oder außen abweichen.

Fortgeschrittene Varianten: Der normale Einbeinstand kann erschwert werden. Führen Sie ihn dazu mit geschlossenen Augen, auf instabiler Unterlage (z. B. auf einem Therapie-Kreisel), mit Ablenkung durch einen Partner oder gleichzeitig mit dynamischen Bewegungen der Hände aus, etwa beim Zähneputzen.

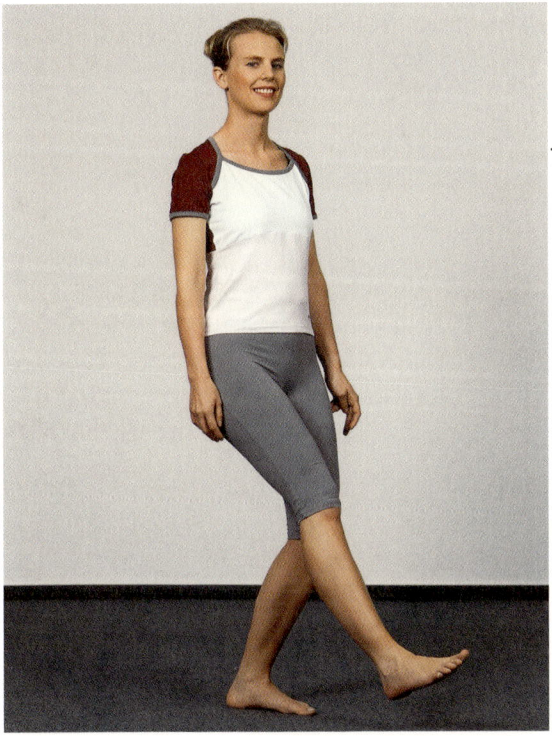

Beim Einbeinstand wird der Fuß des Standbeins in der so genannten 3-Punkte-Belastung auf der Ferse, dem Außenrand und dem Grundgelenk des großen Zehs belastet.

Balanceübungen mit dem Gymnastik-Ball

Wer während des Arbeitens einen Gymnastikball als Sitzgelegenheit verwendet, kann als kleine Bewegungspause einige Balanceübungen darauf machen.

→ Sitzen, liegen oder knien Sie doch mal ohne Bodenkontakt auf dem Ball. Aber üben Sie besser vorher mit einem Partner.

Trainingsprogramme

Auf den folgenden Seiten finden Sie Programmbeispiele für Ihr Kraft- und Ausdauertraining, denn gut geplant ist halb gewonnen! Ein Zeitraum von acht Wochen lässt sich noch überblicken, und Ihr Erfolg bleibt nicht dem Zufall überlassen. Legen Sie am besten auch gleich die Tageszeiten fest. Wenn Sie konsequent trainieren, werden Sie schon bald ein völlig neues Körperbewusstsein gewinnen.

Kraftstation

Die folgenden Trainingsprogramme sind für den Gesundheitsbereich und für ein Grundlagen-Krafttraining für Anfänger konzipiert. Im Gesundheitsbereich sollte mit geringer Gewichtsbelastung und hohen Wiederholungen gearbeitet werden. Wir empfehlen folgende Übungen: Latissimus-Ziehen, Butterfly, Brustpresse, Beincurl. Halten Sie zwischen den Serien ein bis drei Minuten Pause ein.

Gesundheitstraining (30-50% der Maximalkraft)		WOCHE 1 + 2	Krafttraining für Anfänger (50-70% der Maximalkraft)	
Tage	Serie	Wiederholungen	Serie	Wiederholungen
Mo	2	10 bis 15 (je nach Können)	3	6 bis 8
MI	2	10 bis 15 (je nach Können)	3	6 bis 8
FR	2	10 bis 15 (je nach Können)	3	6 bis 8
In der zweiten Woche 2 Serien á 15 Wiederholungen.			In der zweiten Woche sollten die Wiederholungen auf 8 bis 10 (je nach Können) erhöht werden.	

Gesundheitstraining (30-50% der Maximalkraft)		WOCHE 3 + 4	Krafttraining für Anfänger (50-70% der Maximalkraft)	
Tage	Serie	Wiederholungen	Serie	Wiederholungen
Mo	3	10 bis 15 (je nach Können)	3	10 bis 12
MI	3	10 bis 15 (je nach Können)	3	10 bis 12
FR	3	10 bis 15 (je nach Können)	3	10 bis 12
In der vierten Woche 3 Serien á 15 Wiederholungen.			In der vierten Woche sollten die Wiederholungen auf 12 bis 15 (je nach Können) erhöht werden.	

Gesundheitstraining (30-50% der Maximalkraft)		WOCHE 5 + 6	Krafttraining für Anfänger (50-70% der Maximalkraft)	
Tage	Serie	Wiederholungen	Serie	Wiederholungen
Mo	3	15 bis 20 (je nach Können)	4	8 bis 10
MI	3	15 bis 20 (je nach Können)	4	8 bis 10
FR	3	15 bis 20 (je nach Können)	4	8 bis 10
In der sechsten Woche 3 Serien á 20 Wiederholungen.			In der sechsten Woche sollten die Wiederholungen auf 10 bis 12 (je nach Können) erhöht werden.	

Gesundheitstraining (30-50% der Maximalkraft)		WOCHE 7 + 8	Krafttraining für Anfänger (50-70% der Maximalkraft)	
Tage	Serie	Wiederholungen	Serie	Wiederholungen
Mo	3	20 bis 25 (je nach Können)	4	10 bis 15
MI	3	20 bis 25 (je nach Können)	4	10 bis 15
FR	3	20 bis 25 (je nach Können)	4	10 bis 15
In der achten Woche 3 Serien á 25 bis 30 Wiederholungen (je nach Können).			In der achten Woche sollte auf 5 Serien á 10 bis 15 Wiederholungen (je nach Können) erhöht werden.	

Bauchtrainer

Eine gekräftigte Bauchmuskulatur stabilisiert gleichzeitig die Wirbelsäule. Für ein effektives Training sollten Sie mindestens zwei- bis dreimal pro Woche trainieren. Beachten Sie dabei die Übungsausführung auf Seite 100.

Anfänger		WOCHE 1 + 2	Fortgeschrittene	
Tage	Serie	Wiederholungen	Serie	Wiederholungen
Mo	2	6 bis 8	3	10 bis 12
MI	2	6 bis 8	3	10 bis 12
FR	2	6 bis 8	3	10 bis 12
In der zweiten Woche die Wiederholungen auf 8 erhöhen.			In der zweiten Woche die Wiederholungen auf 12 erhöhen.	

Anfänger		WOCHE 3 + 4		Fortgeschrittene
Tage	Serie	Wiederholungen	Serie	Wiederholungen
Mo	3	6 bis 8	3	15 bis 20
MI	3	6 bis 8	3	15 bis 20
FR	3	6 bis 8	3	15 bis 20
In der vierten Woche die Wiederholungen auf 8 erhöhen.			In der vierten Woche die Wiederholungen auf 20 (je nach Können) erhöhen.	

Anfänger		WOCHE 5 + 6		Fortgeschrittene
Tage	Serie	Wiederholungen	Serie	Wiederholungen
Mo	3	10 bis 12	4	15 bis 20
MI	3	10 bis 12	4	15 bis 20
FR	3	10 bis 12	4	15 bis 20
In der sechsten Woche die Wiederholungen auf 12 erhöhen.			In der sechsten Wochen 4 Serien á 20 Wiederholungen.	

Anfänger		WOCHE 7 + 8		Fortgeschrittene
Tage	Serie	Wiederholungen	Serie	Wiederholungen
Mo	3	10 bis 15	4	15 bis 20
MI	3	10 bis 15	4	15 bis 20
FR	3	10 bis 15	4	15 bis 20
In der achten Woche 3 Serien á 15 Wiederholungen.			In der achten Woche 5 Serien mit 15 bis 20 Wiederholungen. Übungen für die schräge Bauchmuskulatur einstreuen.	

Rückentrainer

Eine gekräftigte Rückenmuskulatur stabilisiert die Wirbelsäule. Für ein effektives Training sollten Sie mindestens zwei- bis dreimal pro Woche trainieren. Beachten Sie dabei die Übungsausführung auf Seite 88.

Anfänger		WOCHE 1 + 2	Fortgeschrittene	
Tage	Serie	Wiederholungen	Serie	Wiederholungen
Mo	2	6 bis 8	3	8 bis 12
MI	2	6 bis 8	3	8 bis 12
FR	2	6 bis 8	3	8 bis 12
In der zweiten Woche die Wiederholungen auf 8 erhöhen.			In der zweiten Woche die Wiederholungen auf 12 erhöhen.	

Anfänger		WOCHE 3 + 4	Fortgeschrittene	
Tage	Serie	Wiederholungen	Serie	Wiederholungen
Mo	3	6 bis 8	3	12 bis 15
MI	3	6 bis 8	3	12 bis 15
FR	3	6 bis 8	3	12 bis 15
In der vierten Woche die Wiederholungen auf 8 erhöhen.			In der vierten Woche die Wiederholungen auf 12 bis 15 (je nach Können) erhöhen.	

Anfänger		WOCHE 5 + 6	Fortgeschrittene	
Tage	Serie	Wiederholungen	Serie	Wiederholungen
Mo	3	10 bis 12	3 bis 4	10 bis 15
MI	3	10 bis 12	3 bis 4	10 bis 15
FR	3	10 bis 12	3 bis 4	10 bis 15
In der sechsten Woche die Wiederholungen auf 12 erhöhen.			In der sechsten Woche auf 4 Serien á 15, 10, 15, 10 steigern.	

Anfänger		WOCHE 7 + 8	Fortgeschrittene	
Tage	Serie	Wiederholungen	Serie	Wiederholungen
Mo	3	10 bis 15	4 bis 5	15 bis 20
MI	3	10 bis 15	4 bis 5	15 bis 20
FR	3	10 bis 15	4 bis 5	15 bis 20
In der achten Woche 3 Serien á 15 Wiederholungen.			In der achten Woche 5 Serien mit 15 bis 20 Wiederholungen. Übungen für die schräge Bauchmuskulatur einstreuen.	

Hantelbank

Das freie Hanteltraining kräftigt die Muskulatur und schult gleichzeitig die Koordination. Die folgenden Trainingsprogramme sind für den Gesundheitsbereich und für ein Grundlagen-Krafttraining für Anfänger konzipiert. Im Gesundheitsbereich sollte mit geringer Gewichtsbelastung und hohen Wiederholungen gearbeitet werden. Wir empfehlen folgende Übungen: Butterfly liegend, Pull-Overs, Bauchdrücken.

Gesundheitstraining (30–50% der Maximalkraft)		WOCHE 1 + 2	Krafttraining für Anfänger (50–70% der Maximalkraft)	
Tage	Serie	Wiederholungen	Serie	Wiederholungen
Mo	2	10 bis 15 (je nach Können)	3	6 bis 8
MI	2	10 bis 15 (je nach Können)	3	6 bis 8
FR	2	10 bis 15 (je nach Können)	3	6 bis 8

In der zweiten Woche 2 Serien á 15 Wiederholungen.

In der zweiten Woche sollten die Wiederholungen auf 8 bis 10 (je nach Können) erhöht werden.

Gesundheitstraining (30–50% der Maximalkraft)		WOCHE 3 + 4	Krafttraining für Anfänger (50–70% der Maximalkraft)	
Tage	Serie	Wiederholungen	Serie	Wiederholungen
Mo	2	10 bis 15 (je nach Können)	3	6 bis 8
MI	2	10 bis 15 (je nach Können)	3	6 bis 8
FR	2	10 bis 15 (je nach Können)	3	6 bis 8

In der vierten Woche 2 Serien á 15 Wiederholungen.

In der vierten Woche sollten die Wiederholungen auf 12 bis 15 (je nach Können) erhöht werden.

Gesundheitstraining (30–50% der Maximalkraft)		WOCHE 5 + 6	Krafttraining für Anfänger (50–70% der Maximalkraft)	
Tage	Serie	Wiederholungen	Serie	Wiederholungen
Mo	3	15 bis 20 (je nach Können)	4	8 bis 10
MI	3	15 bis 20 (je nach Können)	4	8 bis 10
FR	3	15 bis 20 (je nach Können)	4	8 bis 10

In der sechsten Woche 3 Serien á 20 Wiederholungen.

In der sechsten Woche sollten die Wiederholungen auf 10 bis 12 (je nach Können) erhöht werden.

Gesundheitstraining (30–50% der Maximalkraft)			WOCHE 7 + 8 Krafttraining für Anfänger (50–70% der Maximalkraft)	
Tage	Serie	Wiederholungen	Serie	Wiederholungen
Mo	3	20 bis 25 (je nach Können)	4 bis 5	10 bis 15
MI	3	20 bis 25 (je nach Können)	4 bis 5	10 bis 15
FR	3	20 bis 25 (je nach Können)	4 bis 5	10 bis 15
In der achten Woche 3 Serien á 25 bis 30 Wiederholungen (je nach Können).			In der achten Woche sollten Sie auf 5 Serien á 10 bis 15 Wiederholungen erhöhen.	

Heimfahrrad

Wir empfehlen zwei bis drei Trainingseinheiten pro Woche. Vor jedem Training sollten Sie sich mindestens acht bis zehn Minuten aufwärmen und dehnen. Jedes Training sollte mit einem Stretching beendet werden.

Anfänger		WOCHE 1 + 2		Fortgeschrittene
Tage	Dauer	Intensität	Dauer	Intensität
Mo	20 Min.	Ohne Widerstand, langsames Tempo	30 Min.	Moderates Tempo, Widerstand gering halten
MI	20 Min.	Ohne Widerstand, langsames Tempo	30 Min.	Moderates Tempo, Widerstand gering halten
FR	20 Min.	Ohne Widerstand, langsames Tempo	30 Min.	Moderates Tempo, Widerstand gering halten
In der zweiten Woche zwischendurch zwei bis drei Minuten das Tempo erhöhen. Pulsfrequenz dabei einhalten.			In der zweiten Woche das Tempo zwischendurch steigern. Die Pulsfrequenz dabei einhalten.	

Anfänger		WOCHE 3 + 4		Fortgeschrittene
Tage	Dauer	Intensität	Dauer	Intensität
Mo	25 Min.	Nach 10 Min. je 1 Min. Widerstand Stufe 2	35 Min.	Tempo variieren, Widerstand gering halten
MI	25 Min.	Nach 10 Min. je 1 Min. Widerstand Stufe 2	35 Min.	Tempo variieren, Widerstand gering halten
FR	25 Min.	Nach 10 Min. je 1 Min. Widerstand Stufe 2	35 Min.	Tempo variieren, Widerstand gering halten
In der vierten Woche nach jeweils 7 Min. Widerstand auf Stufe 2, 3 und dann 4 stellen. Pulsfrequenz dabei einhalten.			In der vierten Woche zwischendurch das Tempo je 1 Min. anziehen. Die Pulsfrequenz dabei einhalten.	

Anfänger		WOCHE 5 + 6		Fortgeschrittene
Tage	Dauer	Intensität	Dauer	Intensität
Mo	30 Min.	moderates Tempo, Widerstand gering halten	40 Min.	Tempo variieren, Widerstand gering halten
MI	30 Min.	moderates Tempo, Widerstand gering halten	40 Min.	Tempo variieren, Widerstand gering halten
FR	30 Min.	moderates Tempo, Widerstand gering halten	40 Min.	Tempo variieren, Widerstand gering halten
In der sechsten Woche moderates Tempo, Widerstand etwas erhöhen. Pulsfrequenz dabei einhalten.			Erhöhen Sie in der sechsten Woche wenn möglich den Widerstand um 1 oder 2 Stufen. Pulsfrequenz dabei einhalten.	

Anfänger		WOCHE 5 + 6		Fortgeschrittene
Tage	Dauer	Intensität	Dauer	Intensität
Mo	35 Min.	Tempo variieren, Widerstand gering halten	45 Min.	Tempo variieren, Widerstand erhöhen
MI	35 Min.	Tempo variieren, Widerstand gering halten	45 Min.	Tempo variieren, Widerstand erhöhen
FR	35 Min.	Tempo variieren, Widerstand gering halten	45 Min.	Tempo variieren, Widerstand erhöhen
Bauen Sie in der achten Woche zwischendurch kurze Sprints ein.			Bauen Sie in der achten Woche kleine Sprints ein. Pulsfrequenz dabei beachten.	

Laufband

Wir empfehlen zwei bis drei Trainingseinheiten pro Woche. Vor jedem Training sollten Sie sich mindestens acht bis zehn Minuten aufwärmen und dehnen. Jedes Training sollte mit einem Stretching beendet werden.

Anfänger		WOCHE 1 + 2		Fortgeschrittene
Tage	Dauer	Intensität	Dauer	Intensität
Mo	20 Min.	zügiges Gehen	30 Min.	Laufen im langsamen Tempo
MI	20 Min.	zügiges Gehen	30 Min.	Laufen im langsamen Tempo
FR	20 Min.	zügiges Gehen	30 Min.	Laufen im langsamen Tempo
In der zweiten Woche zwischendurch 2-3 Minuten erhöhtes Schritttempo. Pulsfrequenz dabei einhalten.			In der zweiten Woche das Tempo zwischendurch steigern. Die Pulsfrequenz dabei einhalten.	

Anfänger		WOCHE 3 + 4		Fortgeschrittene
Tage	**Dauer**	**Intensität**	**Dauer**	**Intensität**
Mo	25 Min.	Nach 10 Min. je 1 Min. laufen	35 Min.	Laufen in moderatem Tempo
MI	25 Min.	Nach 10 Min. je 1 Min. laufen	35 Min.	Laufen in moderatem Tempo
FR	25 Min.	Nach 10 Min. je 1 Min. laufen	35 Min.	Laufen in moderatem Tempo
In der vierten Woche nach 10 Min. gehen jeweils 2 Min. laufen. Pulsfrequenz dabei einhalten.			In der vierten Woche zwischendurch das Tempo je 1 Min. anziehen. Die Pulsfrequenz dabei einhalten.	

Anfänger		WOCHE 5 + 6		Fortgeschrittene
Tage	**Dauer**	**Intensität**	**Dauer**	**Intensität**
Mo	30 Min.	Gehen und Laufen im Wechsel	40 Min.	Laufen nach Pulsfrequenz
MI	30 Min.	Gehen und Laufen im Wechsel	40 Min.	Laufen nach Pulsfrequenz
FR	30 Min.	Gehen und Laufen im Wechsel	40 Min.	Laufen nach Pulsfrequenz
In der fünften Woche nach 8 Min. je 3 Min. laufen. In der sechsten Woche nach 6 Min. je 3 Minuten laufen. Pulsfrequenz einhalten.			Achten Sie auf Ihre Pulsfrequenz.	

Anfänger		WOCHE 7 + 8		Fortgeschrittene
Tage	**Dauer**	**Intensität**	**Dauer**	**Intensität**
Mo	35 Min.	8 Min. Gehen, 5 Min. Laufen	45 Min.	Laufen nach Pulsfrequenz
MI	35 Min.	8 Min. Gehen, 5 Min. Laufen	45 Min.	Laufen nach Pulsfrequenz
FR	35 Min.	8 Min. Gehen, 5 Min. Laufen	45 Min.	Laufen nach Pulsfrequenz
In der achten Woche steigern: 5 Min. Gehen, 7 Min. Laufen. Pulsfrequenz dabei einhalten.			Wenn Sie sich fit fühlen, dann bauen Sie ein paar Treppen oder Hügel in Ihr Training ein.	

Crosstrainer

Wir empfehlen zwei bis drei Trainingseinheiten pro Woche. Vor jedem Training sollten Sie sich mindestens acht bis zehn Minuten aufwärmen und dehnen. Jedes Training sollte mit einem Stretching beendet werden.

Anfänger		WOCHE 1 + 2		Fortgeschrittene
Tage	Dauer	Intensität	Dauer	Intensität
Mo	20 Min.	Ohne Widerstand, langsames Tempo	30 Min.	Moderates Tempo, Widerstand gering halten
MI	20 Min.	Ohne Widerstand, langsames Tempo	30 Min.	Moderates Tempo, Widerstand gering halten
FR	20 Min.	Ohne Widerstand, langsames Tempo	30 Min.	Moderates Tempo, Widerstand gering halten
In der zweiten Woche zwischendurch 2 Min. das Tempo erhöhen. Pulsfrequenz einhalten.			In der vierten Woche das Tempo kurz erhöhen.	

Anfänger		WOCHE 3 + 4		Fortgeschrittene
Tage	Dauer	Intensität	Dauer	Intensität
Mo	25 Min.	Nach 10 Min. je 1 Min. Widerstand Stufe 2	35 Min.	Tempo variieren, Widerstand gering halten
MI	25 Min.	Nach 10 Min. je 1 Min. Widerstand Stufe 2	35 Min.	Tempo variieren, Widerstand gering halten
FR	25 Min.	Nach 10 Min. je 1 Min. Widerstand Stufe 2	35 Min.	Tempo variieren, Widerstand gering halten
In der vierten Woche nach 7 Min. Widerstand auf Stufe 2, 3 und dann 4 stellen.			In der vierten Woche Vorwärts- und Rückwärtsbewegung kombinieren.	

Anfänger		WOCHE 5 + 6		Fortgeschrittene
Tage	Dauer	Intensität	Dauer	Intensität
Mo	30 Min.	Moderates Tempo, Widerstand gering halten	40 Min.	Tempo variieren, Widerstand gering halten
MI	30 Min.	Moderates Tempo, Widerstand gering halten	40 Min.	Tempo variieren, Widerstand gering halten
FR	30 Min.	Moderates Tempo, Widerstand gering halten	40 Min.	Tempo variieren, Widerstand gering halten
In der sechsten Woche moderates Tempo, Widerstand etwas erhöhen.			Variieren Sie Vorwärts- und Rückwärtsbewegung.	

Anfänger		WOCHE 7 + 8		Fortgeschrittene
Tage	Dauer	Intensität	Dauer	Intensität
Mo	35 Min.	Tempo variieren, Widerstand gering halten	45 Min.	Tempo variieren, Widerstand erhöhen
MI	35 Min.	Tempo variieren, Widerstand gering halten	45 Min.	Tempo variieren, Widerstand erhöhen
FR	35 Min.	Tempo variieren, Widerstand gering halten	45 Min.	Tempo variieren, Widerstand erhöhen
Bauen Sie kleine Sprints ein.			Vorwärts- und Rückwärtsbewegung variieren.	

Adressen – Home Fitnessgeräte

AICON Health & Fitness GmbH
Kalscheurener Straße 172
50354 Hürth
Tel.: +49 2233 613200
Fax: +49 2233 613222
http://www.proform.com/de

Bremshey Spiel-Sportgeräte
Vertriebs GmbH
Olaf-Palme-Strasse 7
Postfach 17 01 26
42623 Solingen
Tel.: +49 212 248150
Fax: +49 212 810193
http://www.bremshey.de

Concept2, Inc.
105 Industrial Park Drive
Morrisville VT 05661, USA
Tel.: +1 800 2455676
Fax: +1 802 888791
http://rowing.concept2.com

David International Ltd.
Nelsonallee 24
89231 Neu-Ulm
Tel.: + 49 731 978660
Fax: + 49 731 78917
http://www.david.de

ERGO-FIT GmbH & Co. KG
Rheinstraße 21
66955 Pirmasens
Tel.: +49 6331 24610
Fax: +49 6331 31225
http://www.ergo-fit.de

Heinz Kettler GmbH & Co. KG
Hauptstraße 28
59469 Ense-Parsit
Tel.: +49 2938 810
Fax: +49 2938 2022
http://www.kettler.net

Horizon Fitness GmbH
Elisabethstraße 2
50226 Frechen
Tel.: +49 2234 433550
Fax: +49 2234 433551
http://www.horizonfitness.de

MIHA Maschinen GmbH
(Hersteller von Fitness-
studiogeräten)
An der Laugna 2
86 494 Emersacker
Tel.: +49 8293 7066
Fax: +49 8293 7068

Polar Electro GmbH
Hessenring 24
64572 Büttelborn
Fax: +49 6152 923618
http://www.polar-electro.de

Precor Sportgeräte GmbH
Ringstrasse 46
50996 Köln
Tel.: +49 221 9353700
Fax: +49 221 93537022
http://www.precor.com

Literatur

Badtke, G. (Hrsg.):
Lehrbuch für Sportmedizin,
4. Aufl., Frankfurt/M. 1999.

Bloomfield, J.P.A. / Fricker, K.D. / Fitch (Hrsg.):
Textbook of science and medicine in sport, Champaign, Illinois 1992.

Bloss, H.:
Fitness-Lexikon. Gesundheitssport von A-Z,
2. Aufl., Düsseldorf 1992.

Bloss, H. / Staedt, U.:
Herzinfarkt ist kein Schicksal,
München 2002.

Bloss, H.:
Topfit durch Bewegung.
Das Balanced-Fitness-Konzept,
2. Aufl., München 1994.

Harris, J. / Elbourn, J.:
Warming up and Cooling down,
2. Aufl., Leeds 2002.

Hollmann, W. / Hettinger, Th.:
Sportmedizin – Grundlagen für Arbeit, Training und Präventivmedizin,
4. Aufl., Stuttgart, New York 2000.

Röthig, P. (Hrsg.):
Sportwissenschaftliches Lexikon,
6. Aufl., Schorndorf 1992.

Weineck, J.:
Optimales Training,
11. Aufl., Balingen 2000.

Register

Die Autoren
Dr. Hans Bloss ist Professor für Sportwissenschaft an der Pädagogischen Hochschule Karlsruhe, Autor zahlreicher Fachbücher und hat das »Balanced-Fitness-Konzept« entwickelt.
Christopher Bloss studierte Sportwissenschaft und Anglistik und ist lizensierter Trainer für Fitness, Gesundheit und Wellness sowie Instructor für Indoor-Cycling.
Iris Mahler hat ein Magisterstudium in Sport und Pädagogik abgeschlossen und war lange Jahre als Trainerin tätig. Sie ist derzeit Produkt- und Marketingkoordinatorin bei AICON, dem weltweit größten Hersteller für Heimfitnessgeräte.

Bibliografische Information der Deutschen Bibliothek
Die Deutsche Bibliothek verzeichnet diese Publikation in der Deutschen Nationalbibliografie; detaillierte bibliografische Daten sind im Internet über http://dnb.ddb.de abrufbar.

Wichtiger Hinweis
Die im Buch veröffentlichten Ratschläge wurden mit größter Sorgfalt von Verfasser und Verlag erarbeitet und geprüft. Eine Garantie kann jedoch nicht übernommen werden. Ebenso ist eine Haftung des Verfassers bzw. des Verlages und seiner Beauftragten für Personen-, Sach- oder Vermögensschäden ausgeschlossen.

Bildnachweis
Umschlagfoto:
IFA Bilderteam
Fotos:
Concept2 S.81; Corbis Stock Market/David Raymer S.44; Jump/Kristiane Vey S.6, 22, 34, 54, 84,107; Sabine Lubenow S.62–77, 79, 87-105, 115; Miha Sportgeräte Maschinen GmbH S.78
Übungsfotos:
Sabine Lubenow

Mode:
TCM, Nike

Projektleitung: Annett Wagner
Redaktion: Sibylle Möhring
Herstellung: Karin Kristen
Bildredaktion: Sylvie Busche
Umschlagkonzeption:
Zero, München
Gesamtlayout:
H3A GmbH, München
Satz: kaltnermedia, Bobingen
Reproduktion:
kaltnermedia, Bobingen
Printed in Italy

ISBN 3-426-66726-6

Besuchen Sie uns im Internet:
www.knaur.de

Gedruckt auf elementar chlorfrei gebleichtem Papier